SpringerWienNewYork

Bernhard J. Mitterauer

Therapie von Entscheidungskonflikten

Das Volitronics-Prinzip

SpringerWienNewYork

Univ.-Prof. Dr. Bernhard Mitterauer
1. Psychiatrische Univ.-Klinik der Medizinischen Privatuniversität Salzburg,
Salzburg, Österreich

© 2007 Springer-Verlag/Wien
Printed in Austria

SpringerWienNewYork ist ein Unternehmen von Springer Science + Business Media
springer.at

Textkonvertierung und Umbruch:
PTP-Berlin Protago-TEX-Production GmbH, Germany
Druck und Bindearbeiten:
Ferdinand Berger & Söhne Gesellschaft m.b.H., Horn, Österreich

Gedruckt auf säurefreiem, chlorfrei gebleichtem Papier – TCF

SPIN: 12025169

Mit 31 Abbildungen

Bibliografische Informationen der Deutschen Bibliothek
Die Deutsche Bibliothek verzeichnet diese Publikation in der Deutschen
Nationalbibliografie;
Detaillierte bibliografische Daten sind im Internet über http://dnb.d-nb.de abrufbar.

ISBN 978-3-211-71065-4 SpringerWienNewYork

„Als Wille verhält der Geist sich praktisch"
(Hegel: Philosophische Propädeutik.
Einleitung 1)

Für Gertraud, Stilla und Tobias

Danksagung

In memoriam Gotthard Günther, meinem großen Lehrer und späten Freund, wurde dieses Buch geschrieben. Die transklassische Logik Günthers stellt nämlich die formale Grundlage meiner neuen psychotherapeutischen Methode zur Verfügung.

Für die Entwicklung der beiden Fragebögen (SSV, AVF), welche eine fast zwanzigjährige Geschichte hat, bin ich Berthold Judendorfer, Max Leibetseder, Brigitta Kofler-Westergren, Ernst Griebnitz und Johannes Klopf sehr dankbar. Ferner danke ich Erna Unterdechler und dem Team der Sonderstation für Forensische Psychiatrie der Christian-Doppler-Klinik Salzburg für die tatkräftige Mithilfe bei der Validierung der Fragebögen, und vor allem für die Anwendung des Volitrinics-Prinzips in der Behandlung von schizophrenen und bipolaren Patienten.

Edith Weiß, die den Text geschrieben hat, gilt mein besonderer Dank. Herr Nöhmer und Johannes Klopf sowie Helfried Rothuber haben die Abbildungen und Tabellen erstellt, wofür ich ebenfalls sehr dankbar bin. Denise Mühlbacher ist dankenswerter Weise bei der Validierung der Fragebögen sehr engagiert. Gabriele Rothuber hat die Endredaktion des Buches übernommen. Brigitte Reindl verdanke ich das Sachverzeichnis. Ich wünsche mir eine künftige wissenschaftliche Zusammenarbeit mit ihnen allen.

Nicht zuletzt bin ich den Firmen Wyeth, Lilly und sanofi aventis für die Unterstützung dieses Forschungsprojektes sehr zu Dank verpflichtet.

Vorwort

Der Versuch, Medizin und Philosophie in einigen Bereichen einander anzunähern und zusammenzuführen, hat eine lange Vorgeschichte und ist auch in Ansätzen nicht immer gelungen. Erinnert sei an die Bemühungen Eccles und Popper; in den Diskussionen, in denen auch Sherrington, Wigner und Schrödinger teilnahmen, wurde der Glaube gefestigt, dass „im Mittelpunkt jeden menschlichen Wesens die primäre Realität der bewussten Erfahrung steht, in allen ihrem Reichtum und in ihrer Vielfalt". Von der Geschichte der Medizin herkommend hat der Spanier Lain Entralgeo den unbewussten Anteil dieser Erfahrung stärker angesprochen, hat den „objektiven Geist" Hegels das weitere Spektrum der „Psychodynamik" gegenübergestellt, die unter den ungeheuerlichen, zum Missbrauch gesteigerten Druck steht, den dieser (Un-) Geist auf die freie Innerlichkeit ausübt. Immerhin konnte er „psychosomatisch" auf die menschliche (persönliche) Bedingtheit des Kranken zurückführen. In dieser Auseinandersetzung wird Ernst Machs „Unrettbarkeit des Ich" spürbar. Doch noch ist nicht alles verloren. Die Hirnforschung geht zwar mit Illusionslosigkeit vor, muss dies tun, auch wenn sie an enggestellten Fragen etwa die Willensfreiheit betreffend zu scheitern droht. Der Hinweis von Christian Geyer von der Frankfurter Allgemeinen Zeitung, dass „alle Welt Fragment, Dialektik und Konstruktion ist" ist ein schwacher Trost, doch immerhin eine tröstliche Anmerkung. Die letzte Brücke zwischen Medizin und Philosophie, die Ordnungshüter der menschlichen Seele, stellt immer noch das Ringen um ein gültiges, nachvollziehbares Menschenbild dar.

Mitterauer hat sich an Gotthard Günther, seinem späteren Freund, angelehnt. Mit ihm wurde das Volitronic-Prinzip entwickelt, mit dessen Hilfe Willensprozesse zum Erfolg gebracht werden können. Der Mensch kann durch Nachdenken über sich selbst nicht wirklich zu einer Selbsterkenntnis gelangen. In seinem Inneren findet er nur ein Abbild jenes Universums, dass er selbst nicht ist. Selbsterkenntnis erfährt der Mensch nur durch seine Handlungen und Werke. Intentionen eines Menschen werden unter dem Kriterium der Machbarkeit analysiert und zielführende Entscheidungsprozesse erarbeitet. Die Methode gelangt bei der praktischen Traumanalyse, die aus einer Modifikation der Traumanalyse von Freud besteht, zur Anwendung; sie zieht sich auch durch die – teilweise noch hypothetischen theoretischen Überlegungen Mitterauers hindurch, wird in der Dialektik zwischen Abzeptanz und Verwerfung spürbar, kommt in den Überlegungen zu Balancierung, Imbalancierung und Unbalancierung zwischen Neurotransmiter und glialen Bindungsproteinen zur Geltung, die das Verständnis von Depression, Manie und Schizophrenie fördern können.

Das Gehirn ist heute ein zum Großteil nicht verstandenes, teilweise auch noch nicht verstehbares Organ des Menschen. Es beinhaltet noch viele Geheimnisse – Mitterauer hat versucht durch Anleitung zum willentlichen Handeln einige zu lösen. Wir sind eingeladen, in diesen Prozess einzusteigen und an ihm teilzunehmen.

Prof. Dr. Hans Georg Zapotoczky

Inhaltsverzeichnis

Einleitung 1

Teil I: Praktische Anwendung

Das Volitronics-Prinzip 5
  Logische und hirntheoretische Grundlagen
  des Volitronics-Prinzips 5

Beschreibung der Methode im Überblick 7
  Psychodiagnostik 7
  Die Salzburger subjektive Verhaltensanalyse (SSV) 8
  Die Dialektik zwischen Akzeptanz und Verwerfung 12
  Der Akzeptanz-Verwerfungsfragebogen (AVF) 15

Traumanalyse nach dem Volitronics-Prinzip 22
  Methode: Theoretische Grundlagen 22
  Methodisches Vorgehen bei der Traumanalyse 24
  3 Beispiele einer Traumanalyse 26
  Diskussion der Traumanalyse 37

Machbarkeitsanalyse und Machbarkeitsprogrammierung . . . 39
  Programmierung der Intentionen aus der Traumanalyse 41

Die Handlungstherapie der Depression 47
  Handlungstherapeutische Strategien 48
  Therapeutische Programmierung 50
  Bei der Modifizierung des Handlungsstrebens „moralischen
  Sittencode" beachten 51
  Kreative Selbstprogrammierung des Patienten 53
  Heraustreten aus der Ohnmacht eines circulus diabolicus . . . 54

Überlegungen zur Therapie der Manie 57

Die Therapie der schizophrenen Dysintentionalität 59
Konzept und Index der Dysintentionalität 59
Index der schizophrenen Dysintentionalität 60
Der Dysintentionalitätsindex wurde mit folgender
Methode bestimmt 61
Ergebnisse 61
Diskussion 65
Schlussfolgerung 66

Teil II: Theoretische Grundlagen

Das polyontologische Hirnmodell 69

Das Modell der tripartiten Synapse 70

Experimentelle Hinweise auf die gliale zeitlich
grenzensetzende Funktion in tripartiten Synapsen 73

Wo und wie könnten intentionale Programme in unserem
Gehirn erzeugt werden? 75

Der Formalismus der Negativsprache 76

Gliale gap junctions könnten Negationsoperatoren
verkörpern 81

Die gliale Erzeugung von Kreiswegen in den neuronalen
Netzwerken 82

Die tripartite Synapse als elementarer
Reflexionsmechanismus 85

Die tripartite Synapse als ein Zwei-Plätze-Werte-System 86

Die tripartite Synapse als elementare Funktionseinheit
der Subjektivität 88

Pathophysiologisches Modell der sogenannten Geistes- und
Gemütskrankheiten 91

Biokybernetisches Modell der tripartiten Synapse 92

Depression 96

Manie 99

Schizophrenie 100

Schizophrene Wahnideen und Träume 106

Entwurf einer Kybernetik des Unbewussten 108
    Allgemeine Betrachtungen 108
    Der Primärprozess erzeugt Gestalten 110
    Der Primärprozess arbeitet ökonomisch 116
    Der Primärprozess entwickelt sich dialektisch 120
    Der Primärprozess organisiert sich in drei
    Selbst-Beobachtungsstandorten 124

Literatur 129

Sachverzeichnis 135

Einleitung

Das vorliegende Buch beschreibt in Theorie und Praxis eine neue psychotherapeutische Methode. Es handelt sich um das Volitronics-Prinzip, auf dessen Grundlage Entscheidungskonflikte bewältigt werden können. Dabei geht es im Wesentlichen um die Analyse bewusster und vor allem unbewusster Intentionen des Klienten und um deren Machbarkeit in der zwischenmenschlichen Umgebung.

Was die Analyse unbewusster Intentionen betrifft, so wurde eine modifizierte Freud'sche Traumanalyse entwickelt, welche bereits nach einigen Sitzungen Intentionen des Klienten bewusst macht, die für den Entscheidungskonflikt von besonderer Bedeutung sind. Liegen die den Entscheidungskonflikt determinierenden Intentionen vor, kann eine Machbarkeitsprogrammierung erfolgen. Die formale Grundlage dafür bildet die Logik der Akzeptanz und Verwerfung nach Gotthard Günther, welche von mir weiterentwickelt wurde.

Da Entscheidungskonflikte den zwischenmenschlichen Bereich betreffen, sollte falls möglich, zumindest die am meisten involvierte Person (Partner) in die Therapie miteinbezogen werden. Wenn der Klient und der (die) Partner(in) kooperieren, ist die Therapie nach etwa zwanzig Sitzungen abgeschlossen. Die Psychotherapie nach dem Volitronics-Prinzip ist daher eine handlungsorientierte „Kurztherapie". Sie kann sowohl bei psychisch nicht kranken Menschen als auch bei den sogenannten Geistes- und Gemütserkrankungen angewandt werden.

Der Text des Buches besteht aus zwei Teilen.

Teil I beschreibt die praktische Anwendung der Therapie von Entscheidungskonflikten, Teil II gibt die theoretischen Grundlagen wieder. Der theoretisch weniger interessierte Leser kann an und für sich mit dem Studium von Teil I das Auslangen finden, was die Anwendung der Methode betrifft.

Da das Volitronics-Prinzip ein Ergebnis meiner jahrelangen interdisziplinären Grundlagenforschung ist, wird dieses Prinzip im theoretischen Teil (II) des Buches hirntheoretisch und formal eingehend begründet. Dabei werden ein neues Hirnmodell, eine Pathophysiologie der sogenannten endogenen Psychosen (Depression, Manie, Wahn bzw. Schizophrenie) sowie die formalen Grundlagen meiner Methode der Traumanalyse abgehandelt.

Der theoretische Teil (II) des Buches mag auf den ersten Blick „überdimensional" erscheinen. Überlegt man sich aber, dass die diversen Methoden der Psychotherapie nach einer wissenschaftlichen Begründung streben, gerade auch, was die biologische Hirnforschung betrifft, so habe ich diese Herausforderung angenommen und die Psychotherapie nach dem Volitronics-Prinzip hirnbiologisch und formal begründet. Wenngleich ein psychoanalytischer Ansatz im Sinne der Traumanalyse eine zentrale Rolle spielt, ist die Therapie von Entscheidungskonflikten nach dem Volitronics-Prinzip im Wesentlichen eine Handlungstherapie, die man mit diesem Satz überschreiben kann: „Nicht durch Nachdenken über sich selbst, sondern durch die Erfahrung, etwas Gewolltes gemacht zu haben, wird aus Bewusstsein Selbstbewusstsein und damit Lebenssinn."

Teil I:
Praktische Anwendung

Das Volitronics-Prinzip

Der Begriff „Volitronics" kommt aus dem Englischen (volition: Wille) und beschreibt ganz allgemein eine Technik bzw. Methode, wie man Willensprozesse zum Erfolg bringen kann. Willensprozesse sind von Intentionen (Programmen, Wünschen, Sehnsüchten etc.) getragen, die der Mensch verwirklichen will. Das Volitronics-Prinzip ist ein neues System mit dessen Hilfe Intentionen unter dem Kriterium der Machbarkeit analysiert und zielführende Entscheidungsprozesse erarbeitet werden können. Diese Methode ist sowohl für psychisch gesunde, als auch psychisch kranke Menschen anwendbar. In beiden Fällen liegt der Schwerpunkt auf dem Erlernen realitätsbezogener Entscheidungsprozesse, sowie einer Optimierung der Willensbildung. Konkrete Anwendungsgebiete sind: Selbsterfahrung, Problemlösung in Krisen, Behandlung neurotischer Symptome, Therapie von Depressionen, Schizophrenie, sowie bipolarer Störungen in Remission.

Logische und hirntheoretische Grundlagen des Volitronics-Prinzips

Ich bin nunmehr seit über drei Dezennien in der interdisziplinären (biokybernetischen) Grundlagenforschung tätig. Dabei versuche ich als Nervenarzt und Psychotherapeut die Theorie und Praxis der Behandlung unserer Patienten laufend zu verbessern. Die logisch-formalen Grundlagen sind an meinem großen Lehrer und späten Freund Gotthard Günther orientiert und werden entsprechend weiterentwickelt. Ich habe mittlerweile ein Hirnmodell entwickelt, an dem sich nicht nur die Günther'sche Theorie subjektiver Systeme zeigen lässt, sondern es auch möglich ist, normales und gestörtes menschliches Verhalten davon abzuleiten. Im theoretischen Teil II dieses Buches wird das Hirnmodell ausführlich dargelegt, und vor allem gezeigt, wie im Gehirn Intentionen entstehen könnten und wie deren Verwirklichung von statten geht. Mein Ansatz an das Problem der Intentionalität beruht auf dem Konzept der intentionalen Programme, welche wie folgt definiert sind: ein intentionales Programm erzeugt eine spezifische multirelationale Struktur in einer passenden inneren und äußeren Welt basierend auf dem Prinzip der Machbarkeit dieses Programms (Mitterauer, 2006 a). Entscheidend ist daher, ob sich der Mensch an der Machbarkeit

seiner Intentionen orientiert oder ob er unbelehrbar narzisstischen Alltags-
illusionen erliegt und dadurch den Realitätssinn zunehmend verliert, ja
krank wird.

Um den Leser nicht gleich einleitend mit diesen theoretischen Grundlagen zu überfordern, werden diese in Teil II des Buches ausführlich dargelegt. Es wird aber im laufenden Text immer wieder darauf Bezug genommen, so dass nachgelesen werden kann.

Beschreibung der Methode im Überblick

Das Volitronics-Prinzip wird therapeutisch wie folgt angewandt:

1. Analyse aller Themenbereiche, welche die Entscheidungsprozesse des (der) Klient/in determinieren.
   a) Psychobiologische Diagnostik unter Anwendung einschlägiger Untersuchungsverfahren am Stande der Wissenschaft. Dabei werden auch zwei von uns speziell entwickelte Verfahren (Akzeptanz-Verwerfungsfragebogen; Salzburger subjektive Verhaltensanalyse) angewandt.
   b) Eingehende Anamnesen:
      Krankheitsgeschichte
      Lebensgeschichte mit besonderer Berücksichtigung von Beziehungsstrukturen
      aktuelle Situation bzw. Problematik
   c) Analyse der intentionalen Programme:
      Analyse der bewussten Intentionen
      Analyse der unbewussten Intentionen durch Traumanalyse

2. Analyse der Machbarkeit der intentionalen Programme in der jeweiligen Umweltsituation
   a) unter Ich-Perspektive
   b) unter Du-Perspektive

3. Machbarkeitsprogrammierung
   a) Prioritätensetzung der intentionalen Programme
   b) Verwerfung des Nicht-Machbaren

Psychodiagnostik

Wenn man einem Menschen, der sich in einem Entscheidungskonflikt befindet, wirksam helfen will, dann sollte man über seine psychobiologische Ausstattung möglichst gut Bescheid wissen. Fehlt uns nämlich dieses Wissen, so kann der Klient bei der Machbarkeitsprogrammierung sowohl überfordert als vielleicht auch unterfordert sein.

Am Anfang des therapeutischen Prozesses muss daher eine umfangreiche neuropsychiatrische Diagnostik durchgeführt werden. Hier sind die gängigen Methoden am Stande der Wissenschaft anzuwenden. Dabei sind im Wesentlichen folgende Befunde zu erheben:

a) *organische Befunde:*
neurologischer Status
neuroradiologische Durchuntersuchung des Gehirns (Computertomogramm, eventuell Kernspintomographie)
Elektroenzephalogramm

b) *psychologische Befunde:*
Intelligenztest
Persönlichkeitstest
Hirnleistungstest

Spezielle Tests:
– Salzburger subjektive Verhaltensanalyse (SSV)
– Akzeptanz-Verwerfungsfragebogen (AVF)
– Abschließende psychiatrische Diagnostik (ICD10, DSM IV)

Der neurologische Befund im Sinne der körperlichen Untersuchung gibt einen ersten Überblick, ob das zentrale Nervensystem (Gehirn) eine organische Störung hat. Die neuroradiologische Untersuchung ermöglicht dann in der Regel die endgültige Abklärung. Therapeuten, die keine Nervenärzte sind, müssen für diesen Bereich der Diagnostik einen Nervenarzt heranziehen.

Ein Intelligenztest gibt oft wertvolle Hinweise, ob der Proband eher theoretisch oder mehr praktisch begabt ist. Was den Persönlichkeitstest betrifft, so können sowohl projektive Verfahren (Rohrschach etc.) als auch Fragebögen angewandt werden. Für die Überprüfung der Hirnleistungsfunktionen wie Konzentration, Aufmerksamkeit und Gedächtnis stehen zahlreiche Testmethoden zur Verfügung und können je nach Erfahrung ausgewählt werden. Gerade Defizite der Hirnleistungsfunktionen können die Effizienz von Entscheidungsprozessen beeinträchtigen.

Wir haben im Laufe der Jahre eine verhaltensorientierte Befragungsmethode entwickelt, die die üblichen Verhaltensweisen eines Menschen in einem cirkardianen Rhythmus erfasst und Häufigkeitsveränderungen in ihrem Auftreten analysiert, Salzburger subjektive Verhaltensanalyse (SSV) genannt. Diese Methode soll nun eingehender beschrieben werden.

Die Salzburger subjektive Verhaltensanalyse (SSV)

Zum Verständnis und zur Anwendung dieser Verhaltensanalyse sind zunächst einige theoretische Informationen vonnöten. Ein lebendes System wie wir Menschen es sind, funktioniert hochdynamisch (Iberall und

Praktische Anwendung

Mc Culloch, 1969). Um ein integriertes Verhalten zu erzeugen, muss dieses System fähig sein, stabile Systemzustände herzustellen, Verhaltensmodalitäten genannt. Dieses Konzept der Verhaltensmodalitäten wird seit Jahren in der Hirn- und Verhaltensforschung vernachlässigt. Normalerweise sehen wir zwar das menschliche Verhalten nicht als modal an, die meisten Menschen haben jedoch die Erfahrung, dass ihr Bewusstsein eine Einheit bildet und dass sie zu einem bestimmten Zeitpunkt nur eine Verhaltensweise gut ausführen können (Kilmer et al., 1969). In systemtheoretischer Sprache ausgedrückt, kann daher stets eine dynamische Aktionsweise identifiziert werden, beispielsweise „das System schläft." In Tabelle 1 sind die wesentlichen Verhaltensmodalitäten oder auch Aktionsmodalitäten aufgelistet. Dabei ist als Zeitkonstante der weibliche Menstruationszyklus festgelegt. Über die Jahre haben wir diese Liste auf 35 Verhaltensmodalitäten erweitert. Der Fragebogen (SSV) befindet sich nunmehr im Validierungsverfahren.

Mc Culloch (1966) hat nachgewiesen, dass die Fähigkeit des Gehirns Verhaltensmodalitäten zu erzeugen, auf der integrativen Funktion der retikulären Formation im Hirnstamm beruht. Man spricht auch von einer „integrativen Matrix" (Hobson und Scheibel, 1980). In der zeitgenössischen Hirnforschung wird jedoch die Hauptrolle der retikulären Formation in einem Aktivierungssystem (Arousalsystem) gesehen (Steriade, 1996), was jedoch eine sehr einseitige Perspektive ist. Seit den 80er Jahren haben wir jedoch Mc Culloch's Theorie der retikulären Formation weiterentwickelt, wobei auf die diesbezüglichen Studien verwiesen werden darf (Mitterauer, 1983, 1988; Mitterauer und Kopp, 2003).

In Abb. 1 ist der SSV wiedergegeben. Der Fragebogen besteht aus 35 Fragen bezüglich möglicher Verhaltensänderungen im Vergleich zum Normalzustand. Bei jeder Frage gibt es 5 Antwortmöglichkeiten, nämlich unverändert, seltener oder öfter, bis zu den Extrempositionen nie oder ständig. Im Falle von Auslenkungen von bestimmten Verhaltensmodalitäten wird nach einer Beschreibung sowie einer Erklärung gefragt. Auf diese Weise können auch kognitive Störungen erfasst werden, wie es in der Depression im Sinne eines Verlustes des Selbstverständnisses der Fall ist. Darauf werde ich bei „Handlungstherapie der Depression" noch zurückkommen.

Zeigt ein Klient nur leichte Verhaltensauslenkungen und kann diese beschreiben und erklären, so besteht keine Beeinträchtigung, welche den therapeutischen Prozess von Entscheidungskonflikten erheblich beeinträchtigen würde.

Zum Verständnis des Akzeptanz-Verwerfungsfragebogens (AVF) ist zunächst eine eingehende Erörterung der Dialektik von Akzeptanz und Verwerfung erforderlich.

Tabelle 1. Normalverteilung von 23 menschlichen Verhaltensmodalitäten (Iberall und McCulloch, 1969).

	Zeitprozent
Schlafen	30 %
Essen	5 %
Trinken	1 %
Stuhlgang / Wasserlassen	1 %
Geschlechtsverkehr	3 %
Arbeiten	25 %
Zeiten, wo Sie nichts tun	3 %
Sprechen	5 %
Aufmerksamkeit	4 %
Bewegungsfähigkeit (Gehen, Laufen, Spielen usw.)	4 %
Zorn, Wut, Ärger	1 %
Ausweichen verschiedenen Situationen, Personen, Dingen	1 %
Ängstlichkeit	2 %
Fröhlichkeit	2 %
Lachen	1 %
Aggressivität (Angriffslust, Streitsucht)	1 %
Furcht	
Kämpfen um eine Sache	} 1 %
Flüchten aus bestimmten Situationen	
Zwischenmenschliche Kontakte	8 %
Empfinden von Neid	1 %
Gier nach etwas Bestimmtem (z.B. Geld, Dinge, Menschen, Gesundheit)	1 %
Gesamt	100 %
	+/– 20 % Verhaltenszeit

Praktische Anwendung

Ist die Häufigkeit folgender Verhaltensweisen im Vergleich zum Normalzustand verändert?

Nr.	Verhalten	Nie	Seltener	Unver-ändert	Öfter	Ständig	Beispiel + Erklärung
1	Schlafen						
2	Erbrechen						
3	Aufmerksam + Konzentriert sein						
4	Gierig sein						
5	Schenken						
6	Essen						
7	Stuhldrang						
8	Sich bewegen						
9	Erstarren (sich nicht bewegen können)						
10	Angst haben						
11	Glücklich sein						
12	Sich auseinandersetzen mit Menschen, Situationen, Problemen						
13	Personen ausweichen						
14	Sich sexuell betätigen						
15	Sich geistig beschäftigen						
16	Trinken						
17	Harndrang						
18	Streiten						
19	Friedfertig sein						
20	Kämpferisch sein						
21	(alles) über sich ergehen lassen						
22	Neidig sein						
23	Gönnen						
24	Arbeiten						
25	Ruhen						
26	Reden						
27	Zuhören						
28	Sich freuen						
29	Sich ärgern						
30	Lachen						
31	Weinen						
32	Zwischenmenschliche Kontakte pflegen						
33	Sich zurückziehen						
34	Fröhlich sein						
35	Traurig sein						

Abb. 1. Salzburger subjektive Verhaltensanalyse (SSV).

Die Dialektik zwischen Akzeptanz und Verwerfung

In der klassischen Logik denkt man im Wesentlichen zweiwertig. Hier gibt es zahlreiche Gegensatzpaare wie wahr-falsch; positiv-negativ; Objekt-Subjekt; gut-böse; Sein-Nichts etc. In der Dialektik spricht man von These und Antithese und einer vermittelnden Synthese. Günther (1962) hat in die Dialektik ein neues Gegensatzpaar, nämlich Akzeptanz und Verwerfung, eingeführt, welches aus seiner Theorie der Subjektivität resultiert. Da diese Dialektik für das Verständnis des Volitronics-Prinzips und dessen Anwendung in Entscheidungskonflikten von grundlegender Bedeutung ist, muss zunächst der logische Formalismus beschrieben und sodann auf der Verhaltensebene erklärt werden.

Wenn man in einem zweiwertigen logischen Kalkül für eine beliebige Anzahl von Subjekten entsprechende weitere Werte einführt, so erlaubt die größere Beweglichkeit, die wir damit gewinnen, die Einführung einer neuen und weiterreichenden Zweiwertigkeit, nämlich der von Akzeptanz und Verwerfung. In Tabelle 2 ist links vom Doppelstrich das Werteangebot festgehalten. Dann folgen die Akzeptanzfunktionen. Das heißt: einer der angebotenen Werte wird jeweils akzeptiert. Bei den Verwerfungsfunktionen wird die gesamte Alternative der angebotenen Werte verworfen. Ich habe die Verwerfung dahingehend interpretiert, dass ein Subjekt eine Intention hat, welche in der Umwelt nicht realisierbar ist, weil die Werte

Tabelle 2. Formalismus der Dialektik von Akzeptanz und Verwerfung (Günther, 1974).

Werteangebot		Akzeptanzfunktion		Verwerfungsfunktion	
p	q	n - wertig		3 - wertig	4 - wertig
1	2	1 oder 2		3	3 oder 4
2	3	2 oder 3		1	1 oder 4
3	1	3 oder 1		2	2 oder 4
3	4	3 oder 4		–	1 oder 2

Links vom Doppelstrich ist das Werteangebot (p, q) eingetragen. Rechts davon werden zunächst die Akzeptanzfunktionen berechnet. Akzeptanz bedeutet, dass einer der angebotenen Werte jeweils akzeptiert wird. Die Verwerfungsfunktion besteht hingegen darin, dass die gesamte angebotene Wertalternative durch einen neuen Wert verworfen wird. Beispiel: in einem 3-wertigen System wird die angebotene Wertalternative 1, 2 durch 3 verworfen.

Praktische Anwendung

der Intention gar nicht vorhanden sind. Die in der Umwelt vorhandenen Werte müssen daher verworfen werden. Tabelle 3 zeigt eine einfache technische Anwendung von Akzeptanz und Verwerfung in der Robotik. Ein Roboter versucht, sein intentionales Programm zu realisieren, designiert als intentionale Werte (iW) (1, 3, 2, 4). Die Exploration der Umwelt erfolgt in 4 Schritten (Schritt 1…4). Der Roboter findet in der Umwelt 2 Objekte, designiert durch die Werte 1, 2 (oW). Im ersten Schritt kann das entdeckte Objekt oW (1) akzeptiert werden, da es dem intendierten Wert (1) entspricht. Im zweiten Schritt verwirft der intendierte Wert (3) beide Objekte, also die gesamte Wertalternative. Im dritten Schritt kann der Roboter das seinem intendierten Wert entsprechende Objekt akzeptieren. Im vierten Schritt seiner Umweltexploration verwirft er wiederum beide Objekte, da keines seinem intendierten Wert (4) entspricht. Wenn ein Roboter ein derartiges Verwerfungsverhalten zeigt, indem er nicht-intendierte Objekte „ignoriert" und sich weiter bewegt, so ist dies ein Verhalten, welches man auch bei höheren Lebewesen beobachtet. So gesehen ist der „Verwerfungswert ein Index der Subjektivität" (Günther, 1974).

Tabelle 3. Beispiel eines intentionalen Programms (1, 3, 2, 4), welches Objekte (1,2) in der Umwelt entweder akzeptiert oder verwirft (Mitterauer, 2000b).

Schritte der Exploration der Umwelt	Objekte in der Umwelt		Intentionales Programm des Robots	
	Objekt-Werte (oW)	intentionale Werte (iW)		Ergebnisse
1. Schritt	1	1	1 ⟶	Akzeptanz oW (1,1)
2. Schritt	1	2	3 ⟶	Verwerfung oW (1,2)
3. Schritt	2	1	2 ⟶	Akzeptanz oW (2)
4. Schritt	2	2	4 ⟶	Verwerfung oW (2,2)

Ein Roboter versucht, sein intentionales Programm, designalt als intentionale Werte (i W) (1, 3, 2, 4) in der Umwelt zu realisieren. Die Exploration der Umwelt erfolgt in 4 Schritten (Schritt 1…4). Der Roboter findet in der Umwelt zwei Objekte, designiert durch die Werte 1, 2 (objektive Werte; o W). Im ersten Schritt wird das Objekt o W 1 akzeptiert, da es dem intendierten Wert (i W 1) entspricht. Im zweiten Schritt verwirft der intendierte Wert (i W 3) beide Objekte (o W 1, 2). Im dritten Schritt kann der Roboter o W 2 akzeptieren. Im vierten Schritt werden hingegen beide Objekte (o W 2, 2) verworfen, da der Roboter i W 4 intendiert.

Da entsprechend unserem Hirnmodell alle therapeutischen Interventionen über die Ich-Du-Kommunikation erfolgen müssen, fallen die Entscheidungen auf der Grundlage von Akzeptanz und Verwerfung. Überträgt man Tabelle 3 auf die Ich-Du-Kommunikation und führt für beide Subjekte zunächst nur intentionale Werte ein, so ergibt sich folgendes gemeinsames Entscheidungsprogramm (Tabelle 4):

Tabelle 4. Gemeinsame intentionale Programmierung von Ich und Du, abhängig von deren Machbarkeit in der Umwelt.

	Objekte der Umwelt O_1	O_2	Ich intentionale	Du Programme	gemeinsames intentionales Programm	
1. Schritt :	1	1	1	1	1	(A)
2. Schritt :	1	2	3	2	–	(V / A)
3. Schritt :	2	1	2	2	2	(A)
4. Schritt :	2	2	4	3	4 + 3	(V)

Es sind zwei unterschiedliche Objekte (O1; O2) in der Umwelt vorhanden, designiert durch die Werte 1, 2. Die intentionalen Programme von Ich (1, 3, 2, 4) und Du (1, 2, 2, 3) unterscheiden sich. Nun wird in 4 Schritten durch die Umwelt die gemeinsame Machbarkeit der intentionalen Programme berechnet. Im 1. Schritt können beide Programme durch Akzeptanz (A) realisiert werden. Im zweiten Schritt kann keine gemeinsame Machbarkeit erreicht werden, da das Ich die Wertalternative (1, 2) verwirft (V), das Du hingegen akzeptiert (A). Im dritten Schritt werden wieder beide Objekte (2, 1) akzeptiert, im 4. Schritt hingegen beide verworfen (V). Somit lautet das gemeinsame machbare intentionale Programm: 1, 2, 3 + 4.

Zunächst ist zu sagen, dass sich die intentionalen Werte von Ich (1, 3, 2, 4) und Du (1, 2, 2, 3) unterscheiden. Auf die Objekte in der Umwelt bezogen errechnet sich dann folgendes gemeinsames intentionales Programm: Beide Subjekte akzeptieren (A) im ersten Schritt die Objekte der Umwelt. Im zweiten Schritt kommt es jedoch zu einem Dissens, da das Ich (3) die Wertalternative (1, 2) verwirft (V), das Du hingegen ein Objekt (2) der Umwelt akzeptiert (A). Im dritten Schritt wird wieder ein Objekt (2) vom Ich und Du akzeptiert. Schließlich verwerfen beide Subjekte (4, 3) die Objekte der Umwelt. Dieses Beispiel zeigt, dass die Kommunikationspartner im zweiten Schritt des Entscheidungsprozesses nicht gemeinsam vorgehen können, wenn sie an ihren intentionalen Programmen festhalten und sich die Umwelt nicht verändert.

Nun ist es aber das erklärte Ziel der Therapie nach dem Volitronics-Prinzip, dass die intentionalen Programme eines Menschen gemeinsam mit einem oder mehreren Partnern, die ebenfalls Intentionen haben, in der Umwelt verwirklicht werden können. Bleiben wir der Einfachheit halber bei einer Zweierbeziehung.

Zunächst muss analysiert werden, wie die Prioritäten der Intentionen der jeweiligen Partner subjektiv (aus der Sicht des Einzelnen) gesetzt werden. Dabei hat 1 die höchste, 5 die niedrigste Priorität. Zum Beispiel Arbeit: 5; Sport: 1 etc. Auf diese Weise sind intentionale Werte festgelegt, welche nun in der Reihenfolge deren Realisierung geordnet werden, sodass ein intentionales Programm entsteht. Gleichzeitig werden für jeden Schritt einer möglichen Realisierung die Umweltmöglichkeiten beschrieben. Sodann entscheidet jeder Partner, ob für ihn (sie) das eigene intentionale Programm realisierbar ist oder nicht. Dabei müssen die Partner lernen, das Nichtmachbare zu verwerfen.

Um ein gemeinsames intentionales Programm erarbeiten zu können, ist es entscheidend, dass beide Partner fähig sind oder (fähig) werden, das – zumindest zu einem bestimmten Zeitpunkt – gemeinsam Nichtmachbare zu verwerfen. Das sind die wesentlichen Prinzipien der Dialektik zwischen Akzeptanz und Verwerfung.

Der Akzeptanz-Verwerfungsfragebogen (AVF)

Da dieser Fragebogen für das Verständnis und die Anwendung des Volitronics-Prinzips in einem therapeutischen Prozess grundlegend ist, haben wir bereits die theoretischen Grundlagen ausführlich dargelegt. Nun soll der Fragebogen im einzelnen beschrieben werden:

Es gibt Menschen, die darunter leiden, vieles nicht akzeptieren zu können, jedoch unfähig sind, diese Situation zu verwerfen und ein neues Ziel zu verfolgen. Andere Menschen wiederum verfügen über den Handlungsstil der Verwerfung, indem sie das Nichtmachbare verwerfen. Im ersten Fall handelt es sich um einen Akzeptanz-Typ im letzteren Fall um einen Verwerfungs-Typ. Normalerweise sind Akzeptanz und Verwerfung bei einem Menschen eher ausgewogen. Um zunächst ganz allgemein herauszufinden, unter welchen Typ ein Klient fällt bzw. in welchen Wirklichkeitsbereichen er (sie) eher akzeptierend oder eher verwerfend handelt, wurde dieser Fragebogen entwickelt. Eine derartige Verhaltensanalyse liefert für die Therapie von Entscheidungsprozessen wichtige Vorinformationen.

Der AVF besteht aus 32 Items (Abb. 2). Die Fragen betreffen Alltagssituationen und sind so formuliert, dass der Proband in der Regel nicht erkennen kann, worauf die Frage eigentlich hinausläuft. In Abb. 3 ist das Auswertungsschema wieder gegeben. Dieses ist in 4 Relevanzbereiche, nämlich Durchsetzung, Anspruchsniveau, Problemlösung und Gefühlswelt unterteilt. Links vom senkrechten Strich sind jene Items eingetragen, welche die Verwerfung erfassen, rechts davon jene der Akzeptanz. In die leeren

Geschlecht:_____ Alter:_____ höchste Schulbildung: _____ aktueller Beruf:_____
Wie stabil fühlen Sie sich zur Zeit psychisch: 1 – 2 – 3 – 4 – 5 (bitte ankreuzen)
(in Schulnoten: 1 = sehr stabil; 5 = sehr instabil)

	Meistens Nie	Manchmal	Häufig	Meistens Ständig	Frage nicht zutreffend
1. Wenn ich etwas Teures haben will, kaufe ich es auch dann, wenn ich dafür auf etwas anderes verzichten muss.					
2. Wenn ein ständig bellender Hund meine Ruhe stört, dann unternehme ich etwas gegen das Gebelle.					
3. Wenn mich ein Partner enttäuscht, dann will ich nichts mehr mit ihm zu tun haben und suche ich einen anderen.					
4. Wenn ich Probleme mit Arbeitskollegen habe, dann finde ich mich damit ab.					
5. Wenn ein Arbeitskollege mir eine Bitte abschlägt, dann versuche ich ihm meinen Willen aufzuzwingen.					
6. Wenn ich Gäste habe und es überkommt mich ein großes Schlafbedürfnis, dann schicke ich die Gäste weg.					
7. Wenn ich etwas wissen will, schiebe ich alles andere beiseite, bis ich das in Erfahrung gebracht habe.					
8. Ich verfolge nur dann ein eigenes Ziel, wenn ich niemandem damit schade.					
9. Wenn ich fortgehen will, aber meine Familie dagegen ist, gehe ich trotzdem weg.					
10. Wenn ich eine Tätigkeit ausüben soll, die ich nicht will, höre ich damit auf und mache etwas anderes.					
11. Wenn mir am Gehsteig eine Gruppe entgegenkommt, setzte ich meinen Weg unverändert fort, ohne den Leuten auszuweichen.					
12. Wenn ich mich in einer Gesellschaft langweile, gehe ich weg und suche mir eine andere Runde.					
13. Mit Menschen, die mir unsympathisch sind, versuche ich trotzdem auszukommen.					
14. Wenn es mir an einem Ort nicht mehr gefällt, gehe ich woanders hin.					
15. Wenn ich mit einem Arbeitskollegen Probleme habe, wende ich mich einem anderen zu.					

Abb. 2. Akzeptanz-Verwerfungsfragebogen (AVF).

	Meistens Nie	Manchmal	Häufig	Meistens Ständig	Frage nicht zutreffend
16. Wenn mich ein unangenehmes Gefühl oder eine schlechte Stimmung belastet, kann ich mich selbst in eine andere Stimmung versetzen.					
17. Wenn mich jemand um einen Gefallen bittet, zögere ich nicht, diesen zu erfüllen.					
18. Wenn ich mich zu etwas entschlossen habe, ziehe ich das durch, selbst wenn ich dabei Verluste (Beziehung, Geld etc.) hinnehmen muss.					
19. Wenn ich traurig bin, kann ich mich selbst ablenken und dadurch mich wieder in einen ausgeglichenen Zustand versetzen.					
20. Wenn ich jemanden enttäuscht habe, so beschäftigt mich das weiterhin.					
21. Wenn ich etwas erreichen will, ziehe ich es mit allen Mitteln durch.					
22. Wenn mich eine Sache, die ich besitze (Buch, Musikinstrument, Sportausrüstung etc.) nicht mehr interessiert, so gebe ich das her.					
23. Wenn ich meine Ruhe haben will, richte ich alles so ein, dass niemand an mich herankommt.					
24. Wenn ich einen Misserfolg habe, finde ich mich damit ab.					
25. Wenn mir ein Ort unerträglich ist, muss ich sie aufgeben.					
26. Wenn mir ein Mensch (Partner etc.) unerträglich ist, muss ich weg.					
27. Wenn mir eine Arbeit unerträglich ist, muss ich sie aufgeben.					
28. Wenn ich in einer unerträglichen Stimmung (Depression, Traurigkeit) bin, will ich mir am liebsten das Leben nehmen.					
29. Ich bin meinem Schicksal ergeben.					
30. Wenn etwas nicht funktioniert, wie ich es mir vorstelle, dann bricht die Welt für mich zusammen.					
31. Wenn ich in einer unerträglichen Stimmung (Depression, Traurigkeit etc.) bin, interessiert mich in diesem üblen Zustand nichts mehr.					
32. Wenn mich jemand schwer gekränkt oder enttäuscht hat, dann lenke ich durch oberflächliche Kontakte davon ab, dass ich eigentlich mit niemanden mehr etwas zu tun haben will.					

Abb. 2. (Fortsetzung).

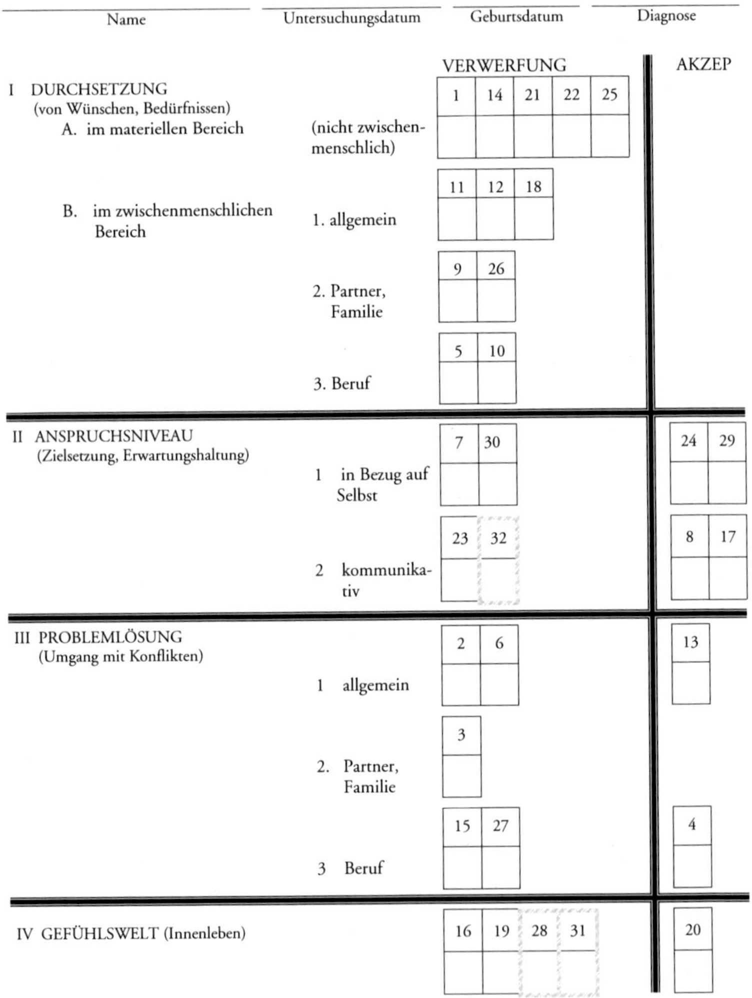

Name	Untersuchungsdatum	Geburtsdatum	Diagnose

		VERWERFUNG	AKZEP

I DURCHSETZUNG
(von Wünschen, Bedürfnissen)

A. im materiellen Bereich — (nicht zwischenmenschlich)

1	14	21	22	25

B. im zwischenmenschlichen Bereich — 1. allgemein

11	12	18

2. Partner, Familie

9	26

3. Beruf

5	10

II ANSPRUCHSNIVEAU
(Zielsetzung, Erwartungshaltung)

1 in Bezug auf Selbst

7	30		24	29

2 kommunikativ

23	32		8	17

III PROBLEMLÖSUNG
(Umgang mit Konflikten)

1 allgemein

2	6		13

2. Partner, Familie

3

3 Beruf

15	27		4

IV GEFÜHLSWELT (Innenleben)

16	19	28	31		20

Abb. 3. Akzeptanz vs. Verwerfung – Relevanzbereiche.

Praktische Anwendung

Auswertung:

Allgemein:
Bei 1, 2 und 3-Punkt-Antworten (manchmal, häufig, ständig) sind nach weiteren Beispielen zu fragen.

Die AKZEPTANZ-ITEMS (24, 29, 8, 17, 13, 4, 20) getrennt von den VERWERFUNGS-ITEMS auswerten.

Jeden Relevanzbereich für sich analysieren, inwieweit zu den einzelnen Items der Trend zu:

3-Punkt-Antworten (ständig): wenn ja, liegt ein Verwerfer (Akzeptor) in diesem Relevanzbereich vor.

2-Punkt-Antworten (häufig): wenn ja, ist eher ein Verwerfer (Akzeptor) in diesem Relevanzbereich gegeben.

1-Punkt-Antworten (manchmal): wenn ja, ist eher kein Verwerfer (Akzeptor) in diesem Bereich gegeben.

0-Punkt-Antworten (nie): wenn ja, ist kein Verwerfer (Akzeptor) in diesem Relevanzbereich gegeben.

Spezielle Suiziditems:

Die besonders gekennzeichneten Items 32 (Anspruchsniveau), 28 (Gefühlswelt) und 31 (Gefühlswelt) kennzeichnen die suizidale Verwerfung.

Auswertungsbeispiel

Name	Untersuchungsdatum	Geburtsdatum	Diagnose

		VERWERFUNG	AKZEP
I **DURCHSETZUNG** (von Wünschen, Bedürfnissen) A. im materiellen Bereich	(nicht zwischenmenschlich)	1 · 14 · 21 · 22 · 25 0 · 1 · 0 · 0 · 3	
B. im zwischenmenschlichen Bereich	1. allgemein	11 · 12 · 18 1 · 1 · 2	
	2. Partner, Familie	9 · 26 0 · 3	
	3. Beruf	5 · 10 1 · 2	
II **ANSPRUCHSNIVEAU** (Zielsetzung, Erwartungshaltung)	1 in Bezug auf Selbst	7 · 30 1 · 0	24 · 29 3 · 1
	2 kommunikativ	23 · 32 1 · 0	8 · 17 1 · 3
III **PROBLEMLÖSUNG** (Umgang mit Konflikten)	1 allgemein	2 · 6 1 · 1	13 2
	2. Partner, Familie	3 0	
	3 Beruf	15 · 27 2 · 1	4 1
IV **GEFÜHLSWELT** (Innenleben)		16 · 19 · 28 · 31 0 · 0 · 0 · 1	20 2

Abb. 4. Analyse der Verwerfungs- und Akzeptanz-Handlungsstile AVF.

Plätze unter jedem Item werden dann die Befragungsergebnisse wie folgt eingetragen: Nie = 0; manchmal = 1; häufig = 2 und ständig = 3.

Diese kategorische Aufteilung in Relevanzbereiche gibt dann wichtige Hinweise nicht nur ob der Klient überhaupt die Fähigkeit der Verwerfung hat, sondern vor allem auch in Bezug auf welche Wirklichkeitsbereiche. Dabei wird entsprechend meinem theoretischen Ansatz besonders auch auf kommunikative (Ich-Du-bezogene) Relevanzbereiche Bezug genommen. Die Items 28, 31 und 32 erfassen eine mögliche Suizidalität. Abbildung 4 zeigt ein Auswertungsbeispiel eines Klienten, dessen Fähigkeit der Akzeptanz und Verwerfung weitgehend ausgewogen ist, was einem Normalzustand entspricht. In diesem Fall sind zumindest auf der Grundlage der Informationen aus dem AVF keine erheblichen Probleme bei der Machbarkeitsprogrammierung zu erwarten.

Traumanalyse nach dem Volitronics-Prinzip

Methode
Theoretische Grundlagen

Meine Traumanalyse benützt zwar die Grundprinzipien der Freud'-schen Traumdeutung, diese werden jedoch neu interpretiert und angewandt. Die formalen Grundlagen sind in Teil II des Buches im Kapitel „Entwurf einer Kybernetik des Unbewussten" ausführlich dargelegt. Entsprechend dem Volitronics-Prinzip liegt der Schwerpunkt der Traumanalyse auf der Entdeckung unbewusster Intentionen, welche dann in die Machbarkeitsprogrammierung bewusster Intentionen einzubeziehen sind, da sie für die Lösung von Entscheidungskonflikten von besonderer Bedeutung sind.

Abbildung 5 zeigt das formale Modell, auf dem die Methode der Traumanalyse beruht. Es handelt sich dabei um vier den Traum erzeugenden Komponenten, nämlich das Wunschbild, das Verdrängungsbild, die Aufmerksamkeit und das Verdichtungsbild. Diese vier Komponenten können auf unterschiedliche Weise in Beziehung stehen, was durch Pfeile (→) festgelegt ist. Dieses Schema erlaubt, dass man mit jeder der 4 Komponenten die Traumanalyse beginnen kann, um das verdrängte Wunschbild im Sinne der Intention herauszuarbeiten.

Beginnt man mit der Aufmerksamkeit des Träumers auf eine bestimmte Szene (Personen etc.) des Traumes, so kann es sich dabei entweder um ein Verdichtungsbild oder um ein Verdrängungsbild handeln. Steht das Verdrängungsbild zunächst im Brennpunkt, so führt dieses zum Verdichtungsbild und schließlich zum Wunschbild (Aufmerksamkeit → Verdrängungsbild → Verdichtungsbild → Wunschbild), sodass ein Zyklus der Traumanalyse damit abgeschlossen ist. Konzentriert sich hingegen die Aufmerksamkeit des Träumers auf das Verdichtungsbild, so führt dieses direkt zum Wunschbild und zurück zur Aufmerksamkeit (Aufmerksamkeit → Verdichtungsbild → Wunschbild → Aufmerksamkeit). Welche Wege die Traumanalyse geht hängt wesentlich von der freien Assoziation des Träumers ab, der Therapeut muss jedoch seine Interpretationen bzw. Hypothesen auf der Grundlage der formal festgelegten Relationen (Pfeile) zwischen den 4 Komponenten durchführen.

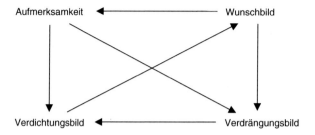

Abb. 5. Formales Modell der Traumanalyse. Es sind die vier den Traum erzeugenden Komponenten, nämlich das Wunschbild, das Verdrängungsbild, die Aufmerksamkeit und das Verdichtungsbild durch gerichtete Pfeile (→) zu einem Diagramm verbunden. Man beginnt die Traumanalyse in der Regel mit der Aufmerksamkeit und analysiert dann die anderen Bilder nach der Regel der Pfeile.

Zum Verständnis, was diese 4 Komponenten der Traumerzeugung wirklich bedeuten, muss man davon ausgehen, dass die Subjektivität des Menschen prinzipiell zwischen Ich und Du verteilt ist (bezüglich der theoretischen Grundlagen siehe Teil II). So resultiert das verdrängte Wunschbild aus einer Selbstreflexion des Ichs im Sinne der Erzeugung eines intentionalen Programmes. Dies ist ein Ver-langen. Die Aufmerksamkeit wiederum konzentriert sich auf die Du-bezogene Selbstreflexion, ist also die intentionale Programmierung unter dem Du-Aspekt, welche ebenfalls verdrängt ist. Diese Aufmerksamkeit stellt daher ein Vermerken dar. Bei dem Verdichtungs- bzw. Verdrängungsbild geht es jeweils um die Machbarkeit der intentionalen Programmierung. So ist das Verdrängungsbild ein Versuch der Selbstinstrumentalisierung (Machbarkeit) in Gestalt des Traumbildes, eine Verdrängung eben.

Das Verdichtungsbild strebt ebenfalls nach Selbstinstrumentalisation, jedoch unter der Du-Perspektive im Sinne der Verdichtung. Daher weist die Vorsilbe „ver" die einzelnen Komponenten darauf hin, dass es sich um unbewusste Prozesse handelt. Was das Verdichtungsbild betrifft, so ist dahinter meist der Entstehungsmechanismus des neurotischen Symptoms verborgen, sodass man den Träumer fast immer auf einen diesbezüglichen Zusammenhang hinweisen kann und eine Erklärung für das neurotische Symptom dadurch findet.

Auf die durch Pfeile dargestellten Mechanismen in Abb. 5, welche für unbewusste Prozesse typische Funktionen ausüben, gehe ich hier nicht näher ein, sondern verweise auf das theoretische Kapitel (Teil II). Ich glaube nämlich, dass die bisher angeführten theoretischen Grundlagen ausreichend sind, um auf die Praxis der Traumanalyse übergehen zu können sowie einige Beispiele zu bringen.

Methodisches Vorgehen bei der Traumanalyse

Die elementaren Schritte der Traumanalyse

- Ist ein neurotisches Symptom vorhanden?
- Erzählen eines aktuellen Traumes.
- Fragen nach dem Tagesrest.
- Spontane Einfälle dazu (freie Assoziationen).
- Was sticht im Traumbild am meisten ins Auge, was spricht emotional am meisten an (Aufmerksamkeit)?
- Einfälle dazu.
- Ist der Fokus im Traumbild eher Ich-bezogen, dann handelt es sich um ein Verdrängungsbild.
- Ist hingegen der Fokus eher Du-bezogen, so ist von einem Verdichtungsbild auszugehen.
- Der Therapeut muss nun unterscheiden, ob der Träumer ein Verdrängungs- oder ein Verdichtungsbild in den Brennpunkt stellt.
- Diese Entscheidung muss meistens durch weitere spontane Einfälle des Träumers unterstützt werden.
- Handelt es sich um ein Verdrängungsbild im Sinne eines verdrängten Ich-bezogenen Machbarkeitsstrebens, so darf entsprechend von Abbildung 5 nicht sofort auf das Wunschbild (die verdrängte Intention) geschlossen werden, sondern es muss ein Verdichtungsbild gesucht werden. Erst dann kann vorsichtig auf die eigentliche Intention geschlossen werden.
- Steht das Verdichtungsbild im Brennpunkt der Aufmerksamkeit des Träumers bzw. wurde dieses herausgearbeitet, so könnte entsprechend dem Formalismus von Abbildung 5 zwar direkt auf das Wunschbild (Intention) geschlossen werden, was jedoch in diesem Stadium der Traumanalyse meist noch nicht möglich ist.
- Es bedarf daher weiterer spontaner Einfälle, falls sich eine oder mehrere Personen in der Traumszene befinden.

- Vorschlag des Therapeuten, dass der Träumer in die Rolle der einzelnen Personen schlüpft, da es im Traum um seine Person geht und er der Träumer ist. Gemäß unserer Traumtheorie verkörpern andere Personen im Traum den Du-Aspekt der Machbarkeit von Ich-bezogenen Intentionen und sind daher ein Verdichtungsbild.

- Weitere spontane Einfälle des Träumers.

- Hat der Traum auch unwirkliche Bilder, so handelt es sich ebenfalls um Verdichtungsbilder, in denen der Du-Aspekt der intentionalen Machbarkeit verborgen ist.

- Wird die Unwirklichkeit als positiv und angenehm empfunden, so handelt es sich um die Machbarkeit der verdrängten Intentionen unter dem Du-Aspekt. Wird das Unwirkliche hingegen negativ und emotional belastend erlebt, so inszeniert der Traum die Nichtmachbarkeit bestimmter Intentionen des Träumers. Dies wird nun dem Träumer mitgeteilt.

- Erfolgt darauf eine emotionale (positive oder negative) Reaktion des Träumers oder gar eine spontane kognitive Einsicht, so ist man in der Traumanalyse der verdrängten Intention schon sehr nahe gekommen.

- Kann der Träumer mit den Hypothesen (Interpretationen) des Therapeuten weder emotional noch kognitiv etwas anfangen, so ist die Hypothese entweder falsch oder noch zu früh in der Traumanalyse angeboten worden.

- Der Kernbereich der Traumanalyse ist die Analyse des Verdichtungsbildes, da in ihm sowohl der Ich-Aspekt als auch der Du-Aspekt der Ich-bezogenen intentionalen Programme des Träumers verborgen sind. Die Hypothesen (Interpretationen) des Therapeuten müssen sich daher auf das Verdichtungsbild konzentrieren, sobald es vom Therapeuten als solches erkannt wird.

- Hat sich nach einer oder mehreren Sitzungen, die durch weitere Traumanalysen ergänzt werden können, das Wunschbild (Intention) analysieren lassen, so kann man mit der Machbarkeitsprogrammierung bewusster intentionaler Programme beginnen.

Wie die Erfahrung zeigt, ist die Traumanalyse nach dem Volitronics-Prinzip individuell anzuwenden. Die hier dargelegten Schritte der Traumanalyse sind daher nur als Richtlinien anzusehen. Wichtig ist nur, dass die formalen Einschränkungen der Vorgangsweise so wie sie in Abb. 5 festgehalten sind, eingehalten werden.

Was das neurotische Symptom betrifft, so hat seine Diagnostik bereits am Beginn der Therapie deshalb eine besondere Bedeutung, weil es wesentlich aus der Nichtmachbarkeit eines oder mehrerer intentionaler Programme resultiert. Wie bereits ausgeführt, ist dabei der Du-Aspekt der Nichtmachbarkeit von entscheidender Bedeutung. Die Therapie nach dem Volitronics-Prinzip muss daher den Du-Aspekt der Machbarkeit der intentionalen Programme des Klienten unbedingt miteinbeziehen. Dies bedeutet, dass dieser Therapieansatz eigentlich eine Partnertherapie ist, was jedoch nicht immer möglich ist.

Obwohl ich versuche die Methode der Traumanalyse möglichst konkret darzulegen und noch drei Fallbeispiele bringen werde, kann sie nur unter der Anleitung eines Therapeuten, der diese Methode beherrscht, erlernt werden, was ja bei jeder psychotherapeutischen Ausbildung der Fall ist.

3 Beispiele einer Traumanalyse

Da die folgenden drei Traumanalysen meist über mehrere Stunden erfolgt sind, können sie hier nicht protokollarisch wiedergegeben werden. Ich versuche jedoch die wesentlichen Schritte aufzuzeigen.

Traumanalyse 1

Es handelt sich um einen 45-jährigen ledigen Chirurgen, der sich in einer beruflichen Identitätskrise befindet und sich zur Entscheidungsfindung einer Therapie nach dem Volitronics-Prinzip unterzogen hat. Diagnostisch besteht keine psychobiologische Störung von Krankheitswert, dieser Mann ist beruflich sehr erfolgreich, leidet jedoch unter Höhenangst.

Er erzählt diesen Traum:

„Ich stehe auf einer hohen Mauer, unten ist eine herrliche Almenwiese mit Pferden. Oberhalb der Mauer steht eine große erhabene Burg. Ich habe Angst, muss jedoch der Mauer entlang gehen. Menschen sehe ich keine, ich bin allein."

Als Tagesrest fällt ihm ein, dass er am Abend einen Film über Almen gesehen hat.

Am meisten Aufmerksamkeit schenkt er zunächst der hohen Mauer. „Ich hatte große Angst, hinunterzufallen."

Klient (K): Einfall: Da war aber auch die große Burg, zu der ich eigentlich hinauf wollte. Gleichzeitig haben mich ganz unten die ruhigen Wiesen mit den weidenden Pferden angezogen (Verdichtungsbild).

Therapeut (Th): Hypothese (Interpretation): Sie wollen einerseits ein ruhiges Leben – ihr Hobby ist ja das Reiten –, andererseits aber Burgherr werden.

K: Einfall: Ja, ich war im Beruf bisher immer Zweiter und jetzt müsste ich eigentlich eine leitende Stelle anstreben.

Th: Fällt Ihnen zur Burg etwas ein?

K: „Jung Siegfried war ein stolzer Knab und ritt von Vaters Burg herab." Das hat mein Vater öfter zu mir gesagt (die Burg ist das Verdrängungsbild).

Th: War ihr Vater stolz auf Sie?

K: Ja, er sagte immer, dass ich etwas Besonderes bin, wir aber arme Leute sind. Er ist leider schon früh gestorben.

Th: Woran denken Sie gerade?

K: Das Bild der Burg fasziniert mich. Es blendet sich aber immer wieder die hohe Mauer ein.

Th: Fasziniert Sie die Burg mehr als die Almenwiese?

K: Eigentlich schon.

Th: Wollen Sie eigentlich ein gemütliches Leben führen und gleichzeitig die Anstrengung auf sich nehmen, eine Burg zu erobern (Hypothese)?

K: Das kann sein, weil ich im Traum trotz meiner Höhenangst über die Mauer gehen musste.

Th: Sind mit der Almwiese auch Menschen für Sie verbunden (Du-Aspekt der Intention)?

K: Ja, alle meine Freunde, mit denen ich schöne Stunden verbringe und oft auf Reisen gehe.

Th: Woran denken Sie gerade?

K: Mir fällt der Name Burgstaller ein, so heißt ja auch die Landeshauptfrau, da muss ich lachen (Du-Aspekt der Intention).

Th: Diese Frau ist ja vom Bauernmädchen ganz hoch hinaufgekommen. Möchten Sie das nicht vielleicht auch?

K: Stimmt eigentlich, mir war das nie bewusst, weil ich mit meiner Rolle als perfekter Zweiter in meinem Beruf immer voll zufrieden war. Kompensiert habe ich die Sache dadurch, dass ich

Präsident von einem anerkannten Sportverein bin, wodurch ich viele Ehrerweisungen bekomme.

Th: Aber diese gemütliche Wiese reicht Ihnen offensichtlich nicht aus.

K: Wieso?

Th: Es geht Ihnen ja um die Burg (Wunschbild).

Th: Woran denken Sie gerade?

K: Mein Chef geht in Pension, dann wird seine Stelle frei.

Th: Erzählen Sie etwas mehr darüber.

(K. erzählt zunächst Vieles über die Klinik), dann fällt ihm plötzlich ein: „Mein Chef ist wie ein Vater, nur hat er noch nie zu mir gesagt, ich soll seine Nachfolge antreten. Mein leiblicher Vater hätte mich sicher dazu aufgefordert (Du-Aspekt des Wunschbildes)."

Th: Sie wollen eigentlich Klinikchef werden?

K: Ja, eigentlich schon, aber ich traue mich nicht darüber. Ich kann mich auch nicht entscheiden, darum bin ich wahrscheinlich zu Ihnen gekommen.

Th: Sie müssen sich aber entscheiden, denn Sie sind im Traum trotz Höhenangst über die Mauer gegangen.

K: Ja, ich habe Zukunftsangst. Ich weiß ja nicht, wer mir nach meinem Chef vorgesetzt wird.

Th: Das Wunschbild in Ihrem Traum ist die Burg, Sie wollen in Ihrer tiefen Seele Burgherr, das heißt Klinikchef, werden (Hypothese).

K: Das wäre eigentlich mein größtes Ziel.

Th: Um das zu erreichen, müssen Sie allerdings kräftig auf Ihre Hobbys (Almenwiese) verzichten.

K: Das sehe ich ein.

Th: Wir werden in den nächsten Sitzungen ein Programm erarbeiten, auf dessen Basis Ihr eigentlicher Wunsch, Klinikchef zu werden, realisiert werden kann (Machbarkeitsprogrammierung).

Zusammenfassende Interpretation des Traumes:

Die verdrängten intentionalen Programme wurden im Traum als Entscheidungskonflikt inszeniert.

Zusammenfassende Machbarkeitsprogrammierung:

In den nächsten Sitzungen ist die Entscheidung gefallen, dass sich der Klient habilitieren muss, um diese Grundvoraussetzung für eine leitende Position (Primariat) zu erfüllen. Nach den Regeln der Akzeptanz und Verwerfung in Bezug auf die eigenen Intentionen und deren Machbarkeit in der Umwelt (Du-Aspekt der Machbarkeit) wurde vor allem die Präsidentschaft in der großen Sportorganisation aufgegeben, mit dem Ziel, sich auf die Habilitation zu konzentrieren. Diese Entscheidung ist dem Klienten extrem schwer gefallen, weil man ihm „die Türe eingerannt" hat, dieses Amt fortzuführen. Aber auch im Berufsalltag mussten einige Tätigkeiten, welche mit einem Zusatzverdienst verbunden waren, aufgegeben werden, um die Intention eine leitende Stelle zu bekommen, zu erreichen.

Eine Partnerbeziehung war für die Entscheidung- und Machbarkeitsprogrammierung nicht von Bedeutung, da der Klient absolut entschlossen ist, allein zu bleiben und daher nur lose Freundschaften pflegt. Der Klient hat zwar die Stelle seines Chefs nicht antreten können, jedoch aufgrund seiner Habilitation und seiner guten fachlichen Qualifikation eine leitende Stelle an einer anderen Klinik übernommen. Was das neurotische Symptom der Höhenangst betrifft, so kann er zumindest wieder Berg steigen.

Traumanalyse 2

Ein 57jähriger, verheirateter (2 Kinder) Universitätsprofessor an einer Technischen Universität suchte mich auf, da ihn seit Wochen ein Traum beschäftigt, der ihm unheimlich ist und den er endlich verstehen will. Sonst habe er eigentlich keine Probleme. Der Klient ist psychobiologisch ohne Störung von Krankheitswert. Auf näheres Befragen erzählt er jedoch, dass er sich häufig mit den Händen das Gesicht reibe, was ihn zwar nicht störe, seine Frau jedoch auf die Palme bringe.

Der Traum wird so erinnert:

Auf zwei wunderschöne Araberpferde werden zwei kleine dunkelhäutige Knaben gesetzt. Sie sind zart, fein gegliedert und tragen teure Armreifen. Es sind arabische Prinzen. Andere Personen bzw. sich selbst sieht er nicht. Die Pferde sind scharf gezäumt, wahrscheinlich extrem hart trainiert, damit die Knaben sie reiten können. Es dürfte sich um ein Pferderennen handeln. Die Pferde faszinieren ihn, aber erbarmen ihm auch. Einer der Knaben wird dann vom Pferd herabgesetzt, er ist klein, zart und hat geschlossene Augen.

Als Tagesrest fällt ihm ein, dass er am Vortag in einer Illustrierten einen Bericht über Beduinen gelesen hat. Am meisten bewegt ihn das Bild des kleinen Knaben mit den geschlossenen Augen. „Es ist unheimlich und bewegt mich am meisten" (Aufmerksamkeit).

K: Einfall: Ich leide von Kindheit an darunter, dass es so viele arme Negerkinder gibt. Aber das weiß ich ohnehin. Das Unheimliche aber ist, dass diese kleinen Neger einerseits Prinzen, andererseits blind und schwach sind (Verdichtungsbild des Ich-und-Du-Aspektes).

Th: Was fällt Ihnen dazu ein?

K: Sie faszinieren mich von Kindheit an. Mein Großvater hatte Deckhengste, die viele Pferde beschälten. Meine Mutter hat oft davon erzählt. Sie ist selber mit den Hengsten gefahren. Sie hat mir aber auch immer wieder das Herz schwer gemacht, dass Pferde, wenn sie alt und schwach werden, meistens ein schlechtes Schicksal haben. Dafür hat sie immer wieder Beispiele gebracht. Ich bin selbst jahrelang geritten, musste jedoch wegen beruflicher Überlastung aufhören.

Th: Hypothese (Interpretation): Sie leiden darunter, dass sie nicht mehr reiten.

K: Ich habe geglaubt, dass ich diesen Stress jetzt eigentlich los habe, in Wirklichkeit gehen mir die Pferde sehr ab.

Th: Was fällt Ihnen zu den Araberpferden des Traumes ein?

K: Es ist ihre Schönheit, ihre Kraft, die man selbst haben und auch bezwingen möchte. Ich wollte immer ein Teufelsreiter sein. Es gibt ja den Spruch: „Frauen sind keine Menschen und Pferde sind keine Tiere".

Th: Haben für Sie Frauen etwas von schönen und starken Pferden?

K: Ja, auf alle Fälle, sie sind nicht nur schön, sondern viel stärker als wir glauben.

Th: Woran denken Sie gerade?

K: Mein Vater hat oft zu meiner Mutter gesagt: „Ihr Frauen seid nicht zu derreiten."

Th: Nun sitzen aber im Traum auf diesen Pferden zwei edle, jedoch kleine und schwache Knaben.

K: Damit kann ich überhaupt nichts anfangen.

Th: Setzen Sie sich in die Rolle des kleinen Knaben mit den geschlossenen Augen, der vom Pferd genommen wird. Was fällt Ihnen dazu ein? (Ich-Du-Aspektes Verdichtungsbildes)

K: Ich habe als junger Mann folgenden Vers verfasst: „Mit kleinen Händen möchte ich Frauen schänden und hoffe dabei, dass es die große Liebe sei."

Th: Ist Ihnen das gelungen?

K: Einerseits schon, weil ich meine Frau gefunden habe, die ich sehr liebe.

Th: Wo liegt dann das Problem?

K: Im Teufelsreiten. Ich möchte gerne mit Frauen koitieren, je größer um so besser. Ich fühle mich aber zu schwach, weil mein Penis zu kurz ist, um alle möglichen Stellungen, vor allem im Stehen durchzuziehen.

Th: Sie sind also das kleine Negerlein auf dem herrlichen Pferd, kein großer Reiter also.

K: Ja, darunter leide ich seit Jahren, obwohl ich normal problemlos koitieren kann.

Th: Der kleine dunkelhäutige Knabe ist zwar schwach, aber von edler Herkunft und reich. Was fällt Ihnen dazu ein?

K: Der Nobelpreis.

Th: Sie haben extrem hohe Ansprüche an sich und die Mitmenschen. Sie wollen Teufelsreiter und Nobelpreisträger sein. Es geht ja auch im Traum um den Sieg in einem wahrscheinlich hoch dotierten Pferderennen. Beruflich und wissenschaftlich können Sie ja Ihre Intentionen weitgehend verwirklichen, da Sie sehr erfolgreich sind. Sie leiden aber sehr bezüglich der Realisierung Ihrer sexuellen Wünsche.

K: Sie meinen zu kleiner und schwacher Reiter auf starken und wunderschönen Pferden.

Th: Die Pferde sind scharf gezäumt. Was fällt Ihnen dazu ein?

K: Meine Frau sagt immer, dass ich zu großen Druck durch meine Forschungsarbeit auf sie ausübe. Das verstehe ich überhaupt nicht. Ich gehe auf sie ein, wo ich nur kann.

Th: Geben Sie ein Beispiel?

K: Da sie seit einigen Jahren kein sexuelles Verlangen mehr hat, hat sie mich gebeten, dass ich auch auf den Geschlechtsverkehr verzichte. Ich habe das sofort akzeptiert. Ich muss mich allerdings selbst befriedigen und habe bisweilen einen sexuellen Kontakt mit einer Frau, die ihren Mann ebenfalls liebt. Ein problemloses Unterfangen also.

Th: Sie reiben sich aber das Gesicht mit den Händen. Wie sieht das genau aus?

K: Meistens fahre ich beginnend bei den Wangen über die Augen.

Th: Der kleine Reiter, dessen Augen geschlossen sind. Sie können offenbar nicht zusehen bzw. verdrängen Ihre Beziehung zu Ihrer Frau, weil Ihre sexuellen Bedürfnisse und Ihre Verwirklichung hoch konfliktträchtig sind, und Sie noch immer zu keiner klaren bzw. machbaren Entscheidung gekommen sind. Sie haben im Leben sehr viel erreicht, Sie leiden aber darunter, dass Ihre anspruchsvollen sexuellen Programme nicht machbar sind, wie Sie sich das wünschen.

K: Wenn das so ist, dann ist es eigentlich lächerlich. Ich kämpfe immer wieder darum, auf ein Geschlechtsleben ganz zu verzichten, es gelingt mir aber nicht.

Th: Sie können ja wenigstens wieder reiten gehen oder sogar ein schönes Pferd kaufen.

K: Muss ich mir überlegen. Im Traum tun mir aber die Pferde auch leid.

Th: Sie haben ja gesehen, dass Pferde auch als Frauen interpretiert werden können.

K: Ja, dann verstehe ich. Meine Frau tut mir nämlich von Herzen leid. Sie ist nämlich chronisch krank. Ich habe aber große Sehnsucht nach Berührung mit ihr, was leider nur spärlich stattfindet.

Th: Sie berühren sich daher ständig selbst im Gesicht und versuchen dabei Ihre sexuellen Wünsche zu verdrängen (neurotisches Symptom).

K: Jetzt fällt mir auch noch ein, dass es wirklich so ist wie es der Traum verschlüsselt hat. Frauen sind vor allem auch im sexuellen Bereich viel stärker und können von uns kleinen Prinzen nur mit scharfer Zäumung geritten werden.

Th: Das ist Ihre eigentliche Intention, die noch vor Ihren beruflichen Erfolgen kommt.

Die letzte Sitzung der Traumanalyse schließt mit folgendem Einfall des Klienten: Das Lieblingslied meines Vaters war: „Schuster bleib bei deinen Leisten, schöne Frauen kosten Geld."

Zusammenfassende Interpretation des Traumes:

Dem Klienten war bisher nicht bewusst, dass er sich in einem schweren Entscheidungskonflikt zwischen ehelicher Liebe, Erfolgsstreben im Beruf und vor allem der Machbarkeit seiner sexuellen Intentionen befindet.

Zusammenfassende Machbarkeitsprogrammierung:

Obwohl der Klient sich nur einer Traumanalyse unterziehen wollte, hat er dann dennoch um eine Therapie gebeten. Die Ehefrau wurde in die Therapie mit einbezogen. Dabei hat sich herausgestellt, dass sie eigentlich unter keinem Libidoverlust leidet. Sie hat es jedoch abgelehnt, sozusagen zwischen Tür und Angel mit dem Ehegatten sexuell zu verkehren. Sie fühlte sich dadurch missbraucht. Hätte der Ehemann mehr Zeit für sie und schaffte eine gute Atmosphäre, so hätte sie durchaus auch sexuelle Bedürfnisse. Er aber jage nur seinem Beruf nach und sitze stundenlang bei seinen Studien.

Es konnte dann folgende Machbarkeitsprogrammierung erstellt werden:

Der Klient verwarf mehrere Forschungsprogramme, um mehr Zeit für seine Frau zu haben. Er entsprach auch dem Wunsch seiner Frau, sich wieder gegen seine Kopflastigkeit ein Pferd zu kaufen und reiten zu gehen. Sie wiederum verwarf unter dieser gemeinsamen Zielsetzung ihre ablehnende sexuelle Haltung. Der Klient hat schließlich eingesehen, dass seine sexuellen „Größenideen" nicht machbar sind und hat sie daher verworfen. Auf diese Weise wurde der Körperkontakt zwischen den Partnern überhaupt wieder intensiver, sodass er sich nur mehr selten die Wange rieb und die Augen dabei offen blieben.

Traumanalyse 3

Ein 35-jähriger lediger Rechtsanwalt befindet sich in einer Identitätskrise und sucht daher eine Entscheidungshilfe in einer Therapie nach dem Volitronics-Prinzip. Er hat keine psychobiologische Störung von Krankheitswert, ist vor allem physisch trainiert und gesund. Er reibt jedoch permanent mit den Fingern, worauf er in Gesellschaft immer wieder aufmerksam gemacht wird (neurotisches Symptom).

Der Klient berichtet zunächst folgenden Traum:

Mein Vater steht in unserem Wohnzimmer und sagt, dass er nur mehr kurz leben wird – höchstens ein Jahr. Ich selbst sehe mich nicht. Das Zimmer ist hell mit Herbstlicht durchflutet.

Tagesrest: Ich sah am Vortag meinen Vater bis spät in die Nacht an seinen wissenschaftlichen Projekten arbeiten, als hätte er Torschlusspanik.

Th: Was sticht Ihnen bei diesem Traumbild am meisten ins Auge, was bewegt Sie am meisten?

K: Der Vater (Aufmerksamkeitsbild).

Th: Was fällt Ihnen dazu ein?

K: Ich bin traurig, die Zeit vergeht so schnell.

Th: Der Vater ist vom Herbstlicht durchflutet (Ich-Du-Verdichtung).

K: Der Herbst ist für mich Melancholie. Ich habe ein Lied geschrieben mit dem Titel „Für immer Herbst."

Th: Sie wollen was erreichen und sind sich in Ihren Entscheidungen unschlüssig. Was könnte das sein?

K: Ja, ich bin 35 Jahre und noch immer ohne Partnerin oder gar verheiratet. Auch berufliche Entscheidungen stehen an. Beispielsweise in welcher Kanzlei ich endgültig arbeiten will.

Th: Schlüpfen Sie jetzt in die Rolle des Vaters. Was fällt Ihnen dazu ein?

K: Ich fühle mich auch unter Zeitdruck, eigentlich habe ich selbst Torschlusspanik.

Th: Sie haben aber auch das Melancholische, möchten eigentlich nichts verändern. Was fällt Ihnen dazu ein?

K: Ich will vielleicht in meiner Lebensweise nichts verändern, ich will aber keinesfalls, dass meine Kinder ihre Großeltern nicht mehr kennen, was bei meinen Großvätern der Fall war.

Th: Dieser Entscheidungskonflikt verdichtet sich offensichtlich als Vater im melancholischen Herbstlicht (Verdichtungsbild).

Bei der nächsten Sitzung berichtet der Klient folgenden ergänzenden Traum:
Ich muss für eine berühmte deutsche Schlagersängerin einen Konkurs durchführen. Ich sehe mich selbst nicht. Von der Schlagersängerin sehe ich auch nur ihr Bild. Ich wundere mich, dass ich als Österreicher einen deutschen Konkurs betreuen muss. Im Augenblick des Aufwachens bin ich sogar kurz der Überzeugung gewesen, dass es wirklich so ist.
Tagesrest: Ich habe gehört, dass mein großer Schwarm, eine Fernsehmoderatorin, mittlerweile geschieden ist.

Th: Was beeindruckt Sie in diesem Traum am meisten?

K: Diese Sängerin ist mein Frauentyp. Sie sieht aus wie mein früherer großer Schwarm. Zur Zeit betreue ich tatsächlich einen Konkurs.

Th: Was fällt Ihnen weiter ein?

K: Mein Schwarm hat eigentlich auch Konkurs gemacht, weil sie nun geschieden ist.

Th: Sie machen aber im Traum für diesen von Ihnen angestrebten Frauentyp widerwillig einen Konkurs (Ich-Du-Aspekt, Verdichtungsbild). Was fällt Ihnen dazu ein?

K: Mein Vater mag kleine blonde Frauen nicht, und deutsche Frauen schon gar nicht. Die sind aber mein Typ, er setzt mich mit seiner Einstellung eigentlich sehr unter Druck, weil ich selber viel von meinem Vater halte.

Th: Sie würden aber für diese deutsche Sängerin sofort einen Konkurs bestreiten, wenn Sie sie haben könnten (Wunschbild)?

K: Das könnte ich mir vorstellen.

Th: Woran denken Sie gerade?

K: Als mein großer Schwarm – eigentlich meine große Liebe – einen anderen geheiratet hat, habe ich gehofft, dass die Ehe schief geht. Ich habe alles nur schwer verkraftet.

Th: Das ist bis zum heutigen Tage der Fall, obwohl Sie jetzt Befriedigung finden, möchten Sie diese Frau noch immer haben? Sie möchten Sie in Ihre Finger kriegen, sie reiben ja ständig damit.

K: Wieso?

Th: Setzen Sie Ihren Wunsch, dass diese Ehe schief geht in Ihre gestrige Traumszene ein, dann ist der Vater der Ehemann Ihrer Angebeteten – sie hatte ein Kind von ihm – der nicht mehr lange zu leben hat. Jetzt ist die Ehe geschieden, er ist also weg. An diesem Konkurs arbeiten Sie gerne mit.

K: Das war mir bisher nicht bewusst, es könnte aber stimmen. Während ich im ersten Traum über den nahenden Tod meines Vaters traurig war, empfinde ich hingegen bezüglich der Scheidung meiner Traumfrau eine gewisse Genugtuung.

Th: Woran denken Sie gerade?

K: Ich werde ständig von Rechtsfragen in meinem derzeitigen Konkurs abgelenkt. Ich habe morgen bei meinem zuständigen Richter eine Besprechung, da muss ich meinen Mann stellen. Mit erfolgreichen Konkursen wird man bekannt und verdient Geld. Da muss ich unbedingt dranbleiben.

Th: So gesehen wollen Sie im Traum eine „Traumfrau" über Ihre erfolgreiche berufliche Tätigkeit gewinnen (Ich-Du-Aspekt des Verdichtungsbildes, neurotisches Symptom des Fingerreibens).

K: Das ist wahr, ich denke mir immer wieder, dass es als erfolgreicher Anwalt leichter ist, eine begehrte Frau für sich zu gewinnen.

Th: Ihre Fernsehansagerin steht aber noch immer auf Ihrer Wunschliste. Das verrät der Traum eindeutig.

K: Das mag schon sein, aber ich sehe mich mit einer geschiedenen Frau und einem Kind von einem Anderen nicht hinaus.

Th: Aber kehren wir noch einmal zum Bild der berühmten deutschen Sängerin zurück. Nehmen wir an, Sie sind diese Frau, was fällt Ihnen dazu ein?

K: Ich schreibe selbst sehr schöne Songs, wie mir gesagt wird. Ich intoniere sie selbst und singe als Solosänger in meiner Band. Ich versuche, dass die CD gespielt wird, jedoch mit bescheidenem Erfolg.

Th: In diesem Traumbild kommt der Wunsch ganz klar zum Ausdruck, dass Sie wie diese Frau auch als Sänger berühmt werden wollen (Verdrängungsbild).

K: Das wäre schön, auch das Geld wäre interessant.

Th: Sie haben drei wesentliche intentionale Programme, nämlich im Beruf erfolgreich zu sein und Geld zu verdienen, über diesen Erfolg eine für Sie passende Frau zu finden, um endlich eine Familie gründen zu können und verfolgen als Alternative, in der Musik erfolgreich durchzukommen. Hier liegt der grundlegende Entscheidungskonflikt, der für Ihre Identitätskrise verantwortlich ist.

K: So wird es wahrscheinlich sein.

Zusammenfassende Interpretation:

Der Klient ist deshalb in eine Identitätskrise geraten, weil er mit seinen beruflichen und privaten intentionalen Programmen in einen Entscheidungskonflikt geraten ist, der von der Intention eine enttäuschte Liebe wieder aufzunehmen dominiert war. Das neurotische Symptom des Fingerreibens war ein vergebliches „Greifen nach dieser Beziehung."

Zusammenfassende Machbarkeitsprogrammierung:
Dritte Personen standen für die Therapie nicht zur Verfügung. Es wurde herausgearbeitet, dass die Wiederaufnahme der Beziehung zur Fernsehmoderatorin – zumindest aus der Perspektive des Klienten – nicht machbar ist, er hat sie daher verworfen. Das berufliche intentionale Programm wurde voll akzeptiert. Die Intention, Berufsmusiker zu werden, wurde ebenfalls verworfen, weil deren Machbarkeit höchst unsicher ist. Durch diese Machbarkeitsprogrammierung ist die Identitätskrise abgeklungen und die Sehnsucht nach Familiengründung in ein gewisses Zukunftsvertrauen umgewandelt worden. Das neurotische Symptom des Fingerreibens ist ebenfalls seltener geworden.

Diskussion der Traumanalyse

Die Traumanalyse nach dem Volitronics-Prinzip umgeht den mehrjährigen psychoanalytischen Prozess und basiert nicht auf Übertragung und Gegenübertragung, sondern ist auf eine rasche Analyse unbewusster, intentionaler Programme des Klienten und deren Machbarkeit ausgerichtet. Diese Traumanalyse arbeitet nicht mit der Interpretation von Symbolen wie es bei vielen anderen Methoden (beispielsweise bei Jung) der Fall ist, sondern setzt intentionale Beziehungsstrukturen in den Brennpunkt, welche dann als Grundlage für die Machbarkeitsprogrammierung dienen. Wenn man hingegen die Freud'sche Symbolik berücksichtigen würde, käme man früher oder später bei jedem Traum auf eine unbewusste sexuelle Thematik. Es gibt jedoch viele aktuelle Intentionen, deren Machbarkeit mit Sexualität nichts zu tun hat.

Der Traum inszeniert unbewusste bzw. verdrängte intentionale Programme ohne Bezug auf deren Machbarkeit in der zwischenmenschlichen Umgebung oder Umwelt. In der Art und Weise wie der Traum die intentionalen Programme gestaltet ist allerdings die Machbarkeitsproblematik verborgen. Aus ökonomischer Sicht zeigen sich daher die meisten Träume nicht als Wunsch, sondern in ihren Nichtmachbaren intentionalen Produkten, vor allem verbirgt sich dahinter die Erklärung des neurotischen Symptoms. In der Traumanalyse weist die Aufmerksamkeit des Träumers entweder auf die verdrängten oder die verdichteten Intentionen hin, welche dann über die freie Assoziation und Interpretationen des Therapeuten bewusst gemacht werden müssen.

Es gibt Träume, die sich einer Szene aus dem Alltag bedienen und auf den ersten Blick nichts Fremdes an sich haben. Bei weiterer Befragung des Träumers im Sinne freier Assoziationen und vorsichtiger Interpretationen ist jedoch so gut wie immer etwas verändert, wo sich dann eine verdrängte (geheime) Intention verbirgt. Fremdartige oder gar unheimliche Träume sind für das Herausarbeiten verdrängter Intentionen besonders produktiv, weil sie Verdichtungen der Intentionen darstellen. Wie ich im theoretischen Teil zu zeigen versuche, haben unwirkliche Träume Parallelen zu Wahnideen, was sich mit meinem Hirnmodell erklären lässt. Bei Menschen, die an keiner Psychose leiden, resultiert das neurotische Symptom aus einer oder mehreren nichtmachbaren Intentionen, welche sich im Traumbild verdichten und durch die Traumanalyse dem Bewusstsein zugänglich gemacht werden müssen. Man kann auch sagen, dass sich im neurotischen Symptom die Nichtmachbarkeit verdrängter Intentionen auf leidvolle Weise verdichtet.

Wenn ein Klient eine Interpretation des Therapeuten rational oder (und) emotional negiert, dann trifft sie trotzdem zu, weil die Themen (Intentionen) des Traums negationsinvariant sind, was ich im theoretischen Teil des Buches begründet habe. Wenn hingegen der Träumer mit einer Interpretation weder rational noch emotional etwas anfangen kann, so ist die Interpretation entweder noch zu früh oder sie ist falsch. Bei der Entdeckung verdrängter Intentionen spielt das emotionale Erleben während der Traumanalyse eine wichtige Rolle. Wie die Erfahrung zeigt, kann man sagen, dass je stärker die Emotionen sind, umso bedeutender sind die verdrängten Intentionen für die Lösung von Entscheidungskonflikten im bewussten Alltagsleben. Wie schon Freud festgestellt hat, begleiten Träume den therapeutischen Prozess und treten meist gehäuft auf. Auf diese Weise bieten sie weiteres Aufklärungsmaterial, was die Bewusstmachung verdrängter Intentionen betrifft.

Die Traumanalyse nach dem Volitronics-Prinzip gründet auf meinem Hirnmodell und wendet eine modifizierte Methode der Freud'schen Traumanalyse an. Dabei wird der Traum als „psychodynamisches Informationsinstrument" (Glucksmann, 2001) benützt. Die Traumanalyse erfolgt sowohl unter dem Ich-Aspekt als auch unter dem Du-Aspekt, was Jung (1971) Subjektstufe und Objektstufe bezeichnet.

Vergleicht man meine Methode der Traumanalyse mit modernen Techniken der Traumanalyse, so besteht eine gewisse Ähnlichkeit zur Methode, die Vinocur-Fischbein (2005) vorschlägt. Dieser Autor konzentriert sich ebenfalls auf „intentionale Zeichen" im Traum, welche einer Analyse unterzogen werden, die auf einer semantischen Theorie (nach Pierce) beruht. In der modernen Psychoanalyse setzt sich immer mehr die Auffassung durch, dass das, was Freud als intrapsychisch ansah, in Wirklichkeit intersubjektiv konstituiert ist (Thomä, 2006). Auf diesem letzteren Ansatz ist das gesamte theoretische und praktische Modell des Volitronics-Prinzips aufgebaut.

Machbarkeitsanalyse und Machbarkeitsprogrammierung

Die Machbarkeitsanalyse besteht einerseits aus der Analyse bewusster Alltagsintentionen andererseits aus der Analyse unbewusster Intentionen, welche durch die Traumanalyse zu Tage getreten sind. Die Machbarkeitsprogrammierung kann dann auf der Grundlage dieser Informationen nach dem Volitronics-Prinzip durchgeführt werden, indem das Machbare akzeptiert und das Nichtmachbare verworfen wird. Dieses Entscheidungsprogramm hängt einerseits von den subjektiven Möglichkeiten des Klienten andererseits von den objektiven Möglichkeiten der Umwelt ab, wobei eines oder mehrere Du (Partner etc.) als Teile der objektiven Umwelt definiert sind (siehe Teil II).

Analyse bewusster Alltagsintentionen

1. Zunächst wird der Klient gebeten, alles was er (sie) im Alltag machen will, aufzuschreiben, ohne Berücksichtigung, ob alle diese Intentionen auch wirklich machbar sind. Hier zeigt sich dann meistens ein umfangreiches Intentionspotential.
2. Sodann erfolgt eine intellektuelle und emotionale Bewertung der einzelnen Intentionen. Worauf möchte ich keinesfalls verzichten? Was liegt mir besonders am Herzen?
3. Daraufhin wird die Machbarkeit der subjektiven Intentionen in Beziehung zur objektiven Umweltsituation gesetzt. Wofür habe ich genug Zeit? Stehen die finanziellen Mittel zur Verfügung? Habe ich einen passenden Partner (Mitmenschen)?

Diese drei Schritte der Analyse der bewussten Alltagsintentionen ermöglicht dann deren Machbarkeitsprogrammierung wie folgt:

1. Zunächst werden sämtliche Intentionen nach Prioritäten (1–5) bewertet. 1 heißt höchste Priorität, 5 niedrigste Priorität. Diese Bewertung erfolgt aus rein subjektiver Intentionalität. Sodann wird die Bewertung unter dem Blickwinkel der Möglichkeiten dieser Intentionen mit hoher Priorität, in der Umwelt zu verwirklichen, durchgeführt. In anderen Worten: Die Möglichkeiten der Machbarkeit subjektiver Intentionen werden abgeschätzt. Diese Vorgangsweise ist aber nur dann unumgänglich, wenn kein Partner im Sinne einer gemeinsamen Therapie zur Verfügung steht.

2. Findet hingegen, was wünschenswert ist, eine Partnertherapie statt, so können die Alltagsintentionen des Klienten auch aus der Sicht des Partners bewertet werden, das heißt, der Partner setzt auch seine Prioritäten. Die Alltagsintentionen sind meist sehr zahlreich, sodass schon allein aufgrund dieser Vielzahl Entscheidungskonflikte bestehen.

Tabelle 5 gibt ein Beispiel einer Prioritätensetzung sowohl des Klienten (1–5) als auch seiner Ehefrau (ihre Prioritäten stehen in Klammern). Von den 10 Alltagsintentionen des Klienten haben folgende Intentionen (Aktivitäten) die höchste Priorität: Arbeit im Beruf, Sex und Fußballspielen. Arbeit im Beruf und Sex sind auch für seine Frau sehr wichtig. Folgende Intentionen sind jedoch stark divergierend und daher konfliktträchtig: Besuche machen (5, 2); Autokauf (2, 5); Seegrundkauf (5, 2) und vor allem das Fußballspielen (1, 5). Die übrigen Intentionen divergieren weniger, sodass sie von den Partnern gegenseitig noch akzeptiert werden können.

Tabelle 5. Beispiel einer Prioritätensetzung eines Klienten und seiner Ehefrau (die Prioritäten der Ehefrau stehen in Klammern).

– Arbeit im Beruf	1	(1)	
– Wandern	4	(2)	
– Lesen	3	(1)	
– Besuche machen	5	(2)	A_K
– Auto kaufen	2	(5)	A_E
– Seegrund kaufen	5	(2)	V_E
– Sex	1	(1)	
– Sparen	4	(2)	
– Fußball spielen	1	(5)	V_K
– Modellbau	3	(3)	

Es handelt sich um 10 intendierte Aktivitäten (Arbeit im Beruf ... Modellbau). Die Bewertung erfolgt von 1 (höchste Priorität) bis 5 (niedrigste Priorität). Links ist die Bewertung des Klienten, rechts (in Klammern) jene der Ehefrau festgehalten. Besuche machen wird vom Klienten zugunsten seiner Frau akzeptiert (A_K) und das Fußball spielen ebenfalls zu Ihren Gunsten verworfen (V_K). Die Ehefrau akzeptiert als Gegenleistung den Autokauf des Klienten (A_E) und verwirft zusätzlich den Kauf eines Seegrundes, den sie gerne haben wollte (V_E).

Die Machbarkeitsprogrammierung nach dem Volitronics-Prinzip erfolgt nun auf der Basis der Dialektik zwischen Akzeptanz und Verwerfung. Mit Dialektik ist auch ausgedrückt, dass dabei ein Wechselspiel zwischen den Partnern erfolgen muss, weil das Verwerfen einer Intention mit hoher Priorität zugunsten des Partners durch die Akzeptanz einer hohen Intention des Anderen, welche er eigentlich weitgehend ablehnt, sozusagen ausgeglichen werden muss.

Wie aus Tabelle 5 zu entnehmen ist, können 8 Intentionen beibehalten werden, die Frau muss jedoch das Seegrundkaufen und der Mann das Fußballspielen verwerfen (V). Im Gegenzug akzeptiert die Frau den Autokauf und der Mann ist dafür mit dem Besuche machen einverstanden (A). Hier handelt es sich nur um ein einfaches Beispiel der Machbarkeitsprogrammierung. Im therapeutischen Prozess bedarf es oft mehrerer Sitzungen bis die Partner handelseins geworden sind. Der Therapeut muss in jedem Fall streng darauf achten, dass die Verwerfungen von Intentionen tatsächlich erfolgen. So kann der Klient das geliebte Fußballspielen nur dann wirklich verwerfen, wenn ihm seine Intention, ein neues schönes Auto zu kaufen am meisten befriedigt. Die Frau muss aber auch überzeugend bereit sein, das Projekt „Seegrund" aufzugeben. Dies gelingt ihr aber nur, wenn ihr ein intensives Gesellschaftsleben wirklich wichtiger ist.

Programmierung der Intentionen aus der Traumanalyse

Wir sind davon ausgegangen, dass die Bewusstmachung von unbewussten Intentionen für den Klienten von besonderer Bedeutung und meist Existenz bestimmend ist. Dabei lässt sich so gut wie immer eine „Hauptintention" herausarbeiten. Dem Klienten ist also durch die Traumanalyse bewusst geworden, dass er eigentlich in seinem Leben etwas erreichen will, was er bisher verdrängt hat und er sich daher in einem dauerhaften Entscheidungskonflikt befindet. Die Machbarkeitsprogrammierung dieser existentiellen Intention ist daher viel umfassender, berücksichtigt jedoch die Machbarkeitsprogrammierung der Alltagsintentionen. In diesem letzten Stadium der Therapie von Entscheidungskonflikten stellt sich vielleicht noch einmal die Frage der prinzipiellen Machbarkeit dieser lebensbestimmenden Intention. Diese Frage ist vom Therapeuten unschwer zu beantworten, da aufgrund des erhobenen Untersuchungsmateriales und der Arbeit mit dem Klienten sein Realitätsbezug eindeutig zu beurteilen ist. Es handelt sich also um Klienten, deren Störung noch keiner schweren Persönlichkeitsstörung oder gar einer Psychose gleichkommt. Wie unsere Therapie auf Patienten mit einer Psychose anzuwenden ist, wird in den anschließenden Kapiteln beschrieben.

Bei der Machbarkeitsprogrammierung nicht schwer gestörter Klienten sind prinzipiell diese 3 Fragenkomplexe zu erörtern:

1. Gibt es einen oder mehrere passende Partner? Hier geht es um die **kommunikative Machbarkeit.**
2. Gibt es dafür einen passenden Ort bzw. Umweltbereich? Wir nennen diesen Themenbereich **objektive Machbarkeit.**
3. Was kann der Klient von den betroffenen Mitmenschen und den zu Verfügung stehenden Umweltbedingungen akzeptieren und vor allem was muss er verwerfen, um seine existentielle Intention verwirklichen zu können? Dies ist das Thema der **subjektiven Machbarkeit.**

Diese drei Bereiche der Machbarkeitsprogrammierung bzw. das Prinzip dieser Programmierung lassen sich formal elegant darstellen. Wir ordnen zunächst jedem der drei Bereiche einen Kreis wie folgt zu (Abb. 6):

Wir beginnen in den subjektiven Bereich die Intention, so wie sie in der Traumanalyse erarbeitet wurde, detailliert einzutragen. Haben wir keine Analyse eines Partners durchführen können, so genügt es in der Regel, wenn wir in den kommunikativen Bereich alle Informationen eintragen, die der Klient über seine gesellschaftlichen Aktivitäten berichtet. Was schließlich den objektiven Bereich betrifft, so muss möglichst genau erhoben werden, welche Möglichkeiten die Umwelt, in der die Intention verwirklicht werden soll, bietet. Dabei geht es meistens um ökonomische Fragen wie Zeit, Geld, passende Arbeitsbereiche etc.

Auf der Grundlage dieser Informationen aus den drei Bereichen kann nun die Machbarkeitsprogrammierung erfolgen. Machbarkeit heißt, dass

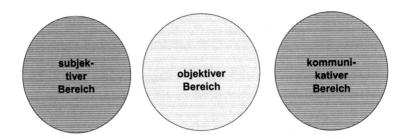

Abb. 6. Die 3 Bereiche der Machbarkeit. Die Machbarkeitsprogrammierung erfolgt unter Berücksichtigung der kommunikativen, objektiven und subjektiven Machbarkeit (siehe Text).

für das subjektive intentionale Programm sowohl kommunikative als auch objektive Möglichkeiten vorhanden sind. Formal ausgedrückt bedeutet dies, dass es zwischen den drei Kreisen einen Bereich gibt, in dem sich alle drei Kreise schneiden. Man nennt diese formale Darstellung „Venn-Diagramme."

Wenngleich die praktische Durchführung der Machbarkeitsprogrammierung erheblich kompliziert sein kann, möchte ich zum Verständnis des Prinzips dieser Methode die wesentlichen Spielarten anhand von Venn-Diagrammen aufzeigen:

Erster Fall (Abb. 7)

Der kommunikative Bereich deckt sich zwar teilweise mit dem subjektiven Bereich (Intention), mit dem objektiven Bereich jedoch in keiner Weise.

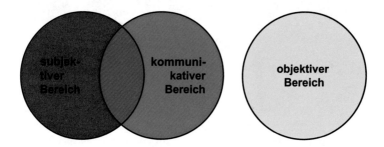

Abb. 7. Venn-Diagramm der kommunikativen Machbarkeit bzw. der objektiven Nichtmachbarkeit. Der subjektive Bereich deckt sich teilweise mit dem kommunikativen Bereich, jedoch nicht mit dem objektiven Bereich. Die subjektiven Intentionen sind daher in der Umwelt nicht machbar.

Beispiel:

Ein Universitäts-Assistent hat als eigentliches Lebensziel, Ordinarius eines Universitätsinstituts zu werden (subjektiver Bereich). In seinem Freundeskreis sind einige Leute, die ihn massiv bei der erforderlichen Habilitation unterstützen (Bereich, in welchem sich die Kreise decken). Um dieses Ziel zu erreichen, müssen jedoch die übrigen gesellschaftlichen Aktivitäten verworfen werden. Trotz dieser Entscheidung und erfolgreicher Habilitation gibt es jedoch keine freie Stelle für ein Ordinariat. Es wurden sogar vorhandene Stellen gestrichen. Der objektive Kreis deckt sich daher mit dem subjektiven Kreis nicht. In dieser Situation muss die subjektive Intention, Ordinarius zu werden, aufgrund ihrer objektiven Nichtmachbarkeit überhaupt verworfen werden.

Zweiter Fall (Abb. 8)

Es deckt sich zwar der objektive Bereich teilweise mit dem subjektiven (intentionalen) Bereich, die Intention ist jedoch kommunikativ nicht machbar, der kommunikative Kreis deckt sich daher nicht mit dem subjektiven Kreis.

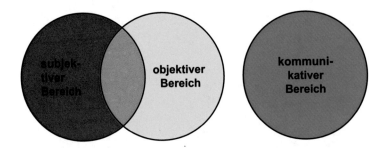

Abb. 8. Venn-Diagramm der objektiven Machbarkeit bzw. der kommunikativen Nichtmachbarkeit. Der subjektive Bereich deckt sich zwar teilweise mit dem objektiven Bereich, jedoch nicht mit dem kommunikativen Bereich. Die subjektiven Intentionen sind daher im zwischenmenschlichen Bereich nicht machbar.

Beispiel:

Eine Frau mit drei kleinen Kindern, die ihre Ehe als glücklich erlebt, will eigentlich ihr Studium abschließen, was sie bewusst schon aufgegeben hat. Diese Intention hat sich in der Traumanalyse als „Hauptintention" gezeigt. Die objektiven Möglichkeiten sind ausreichend vorhanden (Universität, Geld etc.), was im Venn-Diagramm durch den gemeinsamen Bereich von subjektivem und objektivem Kreis dargestellt ist. Ihr Ehemann, der voll im Beruf steht und sehr ehrgeizig ist, lehnt die Wiederaufnahme des Studiums seiner Frau kategorisch ab. Wenn sie weiterstudiert, lässt er sich – trotz großer Liebe – ganz sicher scheiden. Da es hier auch um die zeitliche Organisation geht, wo vielleicht die Eltern oder ein Hausmädchen helfen könnten, hat der Ehemann doch noch eine Möglichkeit zur Verwirklichung der Intention seiner Frau gesehen. Daran wurde in der Therapie weiter und schließlich mit Erfolg gearbeitet.

Dritter Fall (Abb. 9)

Alle drei Bereiche schneiden sich mehr oder weniger, sodass das intentionale Programm des Klienten machbar ist.

Beispiel:

Hier können wir an das zweite Beispiel (Fall 2) anknüpfen. Der Ehemann dieser Klientin war schließlich bereit, auch in Therapie zu gehen. Dabei hat sich in der Traumanalyse gezeigt, dass seine bewusste „Hauptintention" zwar der berufliche Erfolg ist, in der tiefen Seele er aber nichts anderes will, als eine intakte Familie. Dies hat er rasch eingesehen und es konnte die Machbarkeitsprogrammierung wie folgt erfolgreich modifiziert werden:

Obwohl bereits die Pläne für den Bau eines Eigenheimes vorlagen, hat er dieses Projekt verworfen, damit Geld für ein Hausmädchen zur Verfügung steht. Seine Frau wiederum hat auf das angestrebte Doktorat verzichtet, um mit dem Magisterium das Studium möglichst schnell abzuschließen. Bei weitgehender gleich bleibender objektiver Situation (objektiver Kreis) ist es durch die „Umprogrammierung" der Intentionen sowohl der Klientin als auch des Ehemannes gelungen, dass ein Machbarkeitsprogramm erarbeitet werden konnte (Schnittbereich aller drei Kreise).

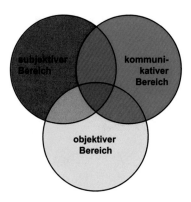

Abb. 9. Venn-Diagramm der kommunikativen und objektiven Machbarkeit. Alle drei Bereiche schneiden sich mehr oder weniger, sodass die subjektiven Intentionen sowohl im zwischenmenschlichen Bereich als auch aufgrund der Umweltbedingungen machbar sind.

Dieses therapeutische Vorgehen zur Lösung von Entscheidungskonflikten scheint auf den ersten Blick trivial und wird beispielsweise in Gesprächstherapien angewandt. Betrachtet man zunächst nur das letzte Venn-Diagramm (Abb. 9), so hat die gemeinsame Machbarkeit von subjektiven Intentionen meist einen hohen Preis, nämlich, dass das gemeinsam Machbare nur dadurch zustande kommt, dass in allen drei Bereichen (Kreisen) einiges verworfen werden muss, damit sich die Partner ein gemeinsames Machbarkeitsprogramm vermitteln können. Vermittlung ist daher nicht nur Akzeptanz, sondern in erster Linie die Fähigkeit zur Verwerfung des Nichtmachbaren. Unsere Methode stellt auf das kommunikative Moment ab und nicht auf die reine Selbstverwirklichung des Klienten. Wie im theoretischen Teil II dargelegt ist, gründet die Therapie nach dem Volitronics-Prinzip auf einer neuen Theorie der Subjektivität und einem entsprechenden Hirnmodell.

Die Handlungstherapie der Depression

Ich habe ein synaptisches Modell der Depression entwickelt, von dem die wesentlichen Symptome der Depression ableitbar sind und erklärt werden können. Dieses Modell ist im theoretischen Teil II des Buches detailliert dargelegt, worauf verwiesen werden darf.

Was die therapeutische Anwendung des Volitronics-Prinzips bei der Depression betrifft, so liegt die wesentliche Störung des Depressiven in seiner *Hyperintentionalität* (Mitterauer, 2004). Damit ist ausgedrückt, dass Menschen, die unter einer schweren Depression leiden, viel zu viel wollen, sodass sie in einen Zustand der Ohnmacht geraten, wo so gut wie gar nichts mehr gemacht werden kann. Hier benötigen wir daher therapeutische Strategien, die zunächst das Handlungspotential aktivieren und schließlich die Hyperintentionalität strukturieren. Wir können aber bei der Therapie der Depression nicht mit der kognitiven Analyse der intentionalen Programme beginnen, weil diese dem Depressiven aufgrund seines Verlustes des Selbstverständnisses (Mitterauer, 1994) nicht ausreichend zugänglich sind und eine Traumanalyse ebenfalls nicht möglich ist, sondern wir müssen den existentiellen Entscheidungskonflikt (depressive Ambivalenz) über die Selbsterfahrung durch Handeln zu lösen versuchen. Das Volitronics-Prinzip muss bei der Depression daher von vornherein als Handlungstherapie eingesetzt werden.

Wir verfügen heute über zahlreiche Behandlungsmethoden der Depression (Zogg, 2000). Bekanntlich werden seit Jahren große Anstrengungen unternommen, psychotherapeutische Methoden der Depressionsbehandlung zu entwickeln. Ich möchte hier nur die kognitive Therapie der Depression erwähnen. Um den handlungstheoretischen Ansatz besser abzugrenzen, sei aus der Vielzahl gängiger Therapien die kognitive Therapie (Williams, 1992) kurz herausgegriffen und kritisch beleuchtet. Der Versuch, den Menschen in erster Linie als denkendes Wesen zu verstehen, wurzelt tief in der abendländischen Geistesgeschichte. Es verwundert deshalb nicht, dass wir bis heute noch über keine operationsfähige Handlungstheorie verfügen. Diese „Kopflastigkeit" kommt auch voll in der kognitiven Therapie der Depression zum Tragen. Während Perris (1990) – wie viele Autoren – von der kognitiven Therapie als „eine aussichtsreiche Innovation in der Behandlung der Geisteskrankheiten" überzeugt ist, weisen Giles und Shaw (1987) bei depressiven Frauen nach, dass die Depression kein einheitliches kognitives Phänomen ist und kognitive Variablen nicht für alle

Depressionen primär vorhanden sein dürften. Hier hakt unser Forschungsansatz ein, indem wir kognitive Symptome auf der Grundlage der intentionalen Handlungssysteme des Gehirns zu verstehen suchen und nicht umgekehrt. Bei der kognitiven Therapie geht es hingegen im Wesentlichen darum, dass der Depressive wieder positiv denken lernt. Umdenken ist aber nur bei leichten Verstimmungen – ohne biologisch bedingter Grundstörung – möglich. Der am Grunde seiner Existenz gestörte depressive Patient – wie wir ihn täglich erleben – ist unfähig, mit Hilfe rein kognitiver Programme wie Gespräche, Umdenken, positives Denken etc. sein Selbstverständnis wiederzuerlangen.

Diesem Denkansatz kognitiver Therapien steht geradezu diametral die handlungsorientierte Therapie der Depression gegenüber (Mitterauer, 1994; 2003 b). Im Sinne Günthers, dem Philosophen der Kybernetik, besagt die These, auf der unsere biokybernetische Hirntheorie beruht, dass der Mensch durch Nachdenken über sich selbst sich nicht wirklich selbst erkennen kann. Denn, was er in seinem Inneren findet, das ist nicht er selbst, sondern eben das allgemeine Bild jenes Universums, das er nicht ist. Selbsterkenntnis aber kommt dem Menschen dadurch, dass er durch seine Handlungen und Werke erfährt, worin seine Einzigartigkeit wirklich besteht. Also, nur an seinen Taten und Werken kann man sich selbst erkennen.

Handlungstherapeutische Strategien

Wie geht man nun konkret vor, wenn die Handlungstherapie eines depressiven Patienten wirksam sein soll? Am Beginn jeder Behandlung muss das beim Patienten vorhandene Handlungspotential erkannt und erörtert werden.

Die selbstbezogenen Handlungsschritte

An erster Stelle steht hier die
→ *Selbsterkennung*: Was kann der Patient noch? Was will er von dem, was er kann, tun? Genau so wichtig ist die
→ *Selbsterörterung*: Wo will er was tun? Es muss der passende Ort erkannt bzw. gefunden werden, eine Erörterung im wahrsten Sinne des Wortes.

Für die perfektionistische Psyche des Depressiven (Mitterauer, 1978; Pritz und Mitterauer, 1977) ist die Seinsfrage des passenden Ortes gleichbedeutend mit seiner Handlungsperfektion. Ist nun irgendeine Tätigkeit und ein dafür passender Ort gefunden, so wird der Patient aufgefordert, diese *spontan* auszuführen. Dabei ergibt sich die Schwierigkeit, dass der Depressive immer gleich etwas Wichtiges, Wertvolles bzw. Anerkanntes machen will, womit er aber in der Depression überfordert ist. Hat man mit dem Patienten einen ausreichend guten Kontakt, so akzeptiert er auch, dass es nur darum geht, irgend etwas zu tun. Es gibt also keine Banalitäten. Verlässt er beispielsweise nach Tagen zum ersten Mal das Zimmer, um 5 Minuten fernzusehen, so ist das gut so. Dies muss ihm auch immer wieder gesagt werden.

→ *Die Selbsterfahrung*: Gewolltes Handeln am passenden Ort. Gerade diese scheinbar minimale Selbsterfahrung, doch noch etwas tun zu können, hat meist eine enorme Wirkung. Die Urerfahrung, noch zu funktionieren, weckt oft schon in den nächsten Tagen das Bedürfnis, auch etwas anderes zu tun. Dabei muss der Therapeut bzw. Arzt für jede neue Tätigkeit auch den für den Patienten passenden Ort herausfinden und, wenn irgendwie möglich, bereitstellen. Beispielsweise Massagen in eigenem Zimmer und nicht im physikalischen Institut. Ist die Ortsfrage nicht lösbar, so ist es notwendig, diese Aktivität des Patienten – zumindest vorübergehend – nicht zu realisieren.

Macht der Patient durch mehrere Tage – in der Regel innerhalb von ein/zwei Wochen – die Erfahrung, dass er ja einiges tun kann, so hellt sich bereits jetzt die Stimmung etwas auf. Damit verbunden ist, dass es ihn nun mehr oder weniger nach Tätigkeiten drängt, die er mit jemandem *gemeinsam* machen will. Somit hat er die 3 selbstbezogenen Handlungsschritte Selbsterkennung, Selbsterörterung und Selbsterfahrung ausreichend praktiziert.

Im nächsten Behandlungsschritt wiederholen sich die ersten, jedoch kommunikativ. Dabei handelt es sich im Wesentlichen um eine gewollte Tätigkeit mit einem passenden Partner.

Kommunikative Handlungsschritte

Hier geht es in erster Linie um

→ *das Erkennen gemeinsamer Handlungsmöglichkeiten*: Gemeinsame Handlungsmöglichkeiten müssen erkannt werden: „Was kann der Patient mit wem tun?"

→ *Die Erörterung gemeinsamen Handelns*: Das gemeinsame Handeln muss erörtert werden: „Wo wollen wir was tun? Wo ist der passende Ort? Was ist das passende Kommunikationsmittel (Sehen, Hören, Berühren etc.)?" Hier ist es wichtig, die bevorzugte Sinnesqualität des Patienten herauszufinden. Für einen visuellen Typ kann im Zustand der Depression z. B. Musik hören quälend sein.

→ *Die Erfahrung gemeinsamen Handelns*: Hier wollen und können wir gemeinsam etwas tun. Die therapeutischen Strategien sind in diesem Stadium der Behandlung noch sehr differenziert anzuwenden. Daher muss in den ersten Behandlungstagen ein regelmäßiger mehrmaliger täglicher Kontakt mit dem Patienten von ein und demselben Therapeuten garantiert sein.

Klappen nun eine oder mehrere kommunikative Tätigkeiten im Sinne der gemeinsamen Erfahrung, dann muss das Prinzip „Handeln ist immer gut, wenn es nur funktioniert" geändert werden. Während die Patienten ihre handlungsbedingte Selbsterfahrung in den ersten Tagen als befreiend und positiv erleben, meldet sich alsbald das strenge Gewissen bzw. die perfektionistische Persönlichkeit. Gleichzeitig merken Depressive zunehmend, dass sie noch viel mehr und Wichtigeres als das in den letzten Tagen Praktizierte tun möchten.

Therapeutische Programmierung

Nun muss vom Therapeuten gemeinsam mit dem Patienten ein Handlungsprogramm erstellt werden, welches streng einzuhalten ist. Dabei gehen wir so vor:

→ *Analyse des Handlungspotentials und Reflexion der Programme,* die den Patienten in seiner Lebensgeschichte determinieren. Der Patient wird gebeten, alle Tätigkeiten, die er zur Zeit ausüben möchte, aufzuschreiben und zwar unabhängig davon, ob sie durchführbar sind. Es sollen also zunächst seine Handlungswünsche, ohne Nachdenken über Sinn und Machbarkeit, spontan geäußert werden.

So wird sich beispielsweise ein depressiver Mann nach 6 Behandlungstagen seines enormen Handlungspotentials bewusst. Er gibt 18 Tätigkeiten an, die für ihn zur Zeit eine Rolle spielen (Tabelle 6). Nun wissen wir aber, dass der Depressive am liebsten alles gleichzeitig machen möchte und noch dazu perfekt. Würde man ihn in diesem Stadium der Behandlung einfach zum Handeln auffordern, so käme er in einem Zustand der Polytendenz (Mitterauer, 1983), d. h. die vielen gleichzeitig bestehenden Handlungsintentionen würden erneut zur Handlungsunfähigkeit führen.

Bei einem depressiven Studenten hat sich beispielsweise herausgestellt, dass er seine Diplomarbeit in drei Monaten schreiben und die Diplomprüfung am ersten Termin mit Auszeichnung machen wollte. Ferner strebte er im Tennisclub die Nummer eins an. Mit Diplomabschluss sollte sofort geheiratet werden. Vorher wollte er aber noch unbedingt mit seiner Braut einen Tanzkurs absolvieren, um mit ihr beim Hochzeitswalzer ein „ein-

Tabelle 6. Handlungspotential eines 40jährigen depressiven Mannes.

– Busfahren (Beruf)	– Badehütte reparieren	– Besuche machen
– Arbeiten am Haus	– Fischen	– Holzarbeiten
– Segeln	– Reisen	– Bücher lesen
– Gymnastik	– Wandern	– Radio hören
– Modellbau	– eigenes Auto bauen	– Fahren beim Roten Kreuz
– Aushilfsarbeiten	– Testfahren	– Garage bauen

maliges Paar" darzustellen. Mit dem Wohnungseinrichten hätten sie auch schon begonnen, da sei seine „Zukünftige" noch „pingeliger" als er.

Bei der Modifizierung des Handlungsstrebens „moralischen Sittencode" beachten

Verfügt also der Patient, was fast immer der Fall ist, über ein Handlungspotential mit gleichzeitiger Ausführungstendenz, so muss der Therapeut mit ihm gemeinsam sein Handlungsstreben modifizieren. Dabei ist zunächst der lebensgeschichtlich determinierte „moralische Code" (Sittencode) zu berücksichtigen. Um die von den Eltern und Erziehern eingeprägten Gebote („du sollst") und Verbote („du sollst nicht") herauszufinden, lässt man sich typische Situationen aus Kindheit und Jugendzeit erzählen. Der Patient soll vor allem charakteristische Redewendungen der Eltern oder Erzieher wiedergeben. Man erfährt dann, dass der Patient gewohnt ist, sich streng an Gebote und Verbote zu halten. Ja, er braucht sie geradezu, sie gehören zu seiner Lebensauffassung und Persönlichkeitsstruktur.

→ *Handlungsstrukturierung durch Verbote und Gebote*: Da wir nun ein Stadium in der Behandlung erreicht haben, wo der Depressive Gefahr läuft, von seinem Nichtkönnen in ein Alleskönnen umzuschlagen, muss ein zur Zeit machbares Handlungsprogramm erstellt werden, das aus Handlungsverboten und Handlungsangeboten besteht. Diese therapeutische Maßnahme kommt der Persönlichkeit des Depressiven entgegen und ist keine Schulmeisterei. Den richtigen Zeitpunkt für die therapeutische Programmmodifikation zu finden bedarf der Erfahrung und ist sicher der kritische Punkt der gesamten Handlungstherapie. Wendet man diese Strategie nämlich zu spät an, kann der Patient in einen Zustand der Unruhe, Angst bzw. neuerlicher Depression bis hin zur Suizidalität geraten.

Am Beispiel des zuletzt gezeigten Handlungspotentials eines Patienten soll nun kurz die Modifikation seines Handlungspotentials demonstriert werden (Tabelle 7): Man lässt den Patienten nun eine Gewichtung vornehmen, indem er die Wichtigkeit der einzelnen Tätigkeit mit Ziffern von 1 (höchste Priorität) bis 5 bewertet. Damit hat er auch schon aus seiner Sicht Prioritäten gesetzt. Die jeweils rechts stehenden Ziffern (in Klammern) geben die Bewertung der 18 Tätigkeiten des Patienten durch die Ehefrau wieder. Man erkennt, dass manche Tätigkeiten von beiden Partnern gleich hoch bewertet werden, bei anderen wieder bestehen gegenteilige Auffassungen. Auf der Grundlage dieser Selbstbewertung des Patienten und unter Einbeziehung der Einstellung des Partners werden von diesen 18 Aktivitäten jene verboten, welche für den Patienten ohnehin nicht so wichtig und gleichzeitig in der Partnerbeziehung aufgrund unterschiedlicher Auffassungen konfliktträchtig sind.

Tabelle 7. Modifikation des Handlungspotentials durch Setzen von Prioritäten (Eigen- und Fremdbewertung).

– Busfahren	– Badehütte reparieren	– Besuche machen
5 (1)	1 (1)	4 (1)
– Arbeiten am Haus	– Fischen	– Holzarbeiten
3 (1)	3 (3)	4 (1)
– Segeln	– Reisen	– Bücher lesen
1 (3)	4 (1)	2 (3)
– Gymnastik	– Wandern	– Radio hören
3 (1)	2 (1)	2 (3)
– Modellbau	– eigenes Auto bauen	– Fahren beim Roten Kreuz
3 (3)	3 (1)	1 (1)
– Aushilfsarbeiten	– Testfahren	– Garage bauen
1 (1)	1 (2)	1 (2)

Die 18 intendierten Aktivitäten eines Klienten sind aufgelistet. Er wird aufgefordert, Prioritäten (1 bis 5) zu setzen. Die in Klammern stehende Bewertung ist durch die Ehefrau erfolgt. Die Modifikation dieses nicht machbaren Handlungspotentials kann dadurch erzielt werden, dass gemeinsame hohe Prioritäten ausgewählt werden (siehe Tabelle 8).

Tabelle 8. Modifikation des Handlungspotentials durch Verbote und Gebote.

▷ Garage bauen		▷ Arbeiten am Haus	
1	(2)	3	(1)
▷ Wandern		▷ Badehütte reparieren	
2	(1)	1	(1)

Von den 18 intendierten Aktivitäten (Tabelle 7) werden 14 verboten und nur 4 geboten. Es handelt sich dabei um Aktivitäten, welche sowohl für den Klienten als auch seine Partnerin eine hohe Priorität haben.

In diesem entscheidenden Stadium der Behandlung werden zunächst 14 Aktivitäten verboten und nur 4 geboten. Wie aus Tabelle 8 zu entnehmen ist, werden mit dem Patienten bzw. seiner Frau vor allem Tätigkeiten, die Bewegung verlangen, festgelegt.

→ *Therapeutische Programmverwirklichung:* Nun wird der Patient zur therapeutischen Programmverwirklichung tagsüber beurlaubt. Auf diese Weise ist es ihm einige Tage hindurch möglich, sich genau an sein Handlungsprogramm zu halten. Diese Erfahrung gibt ihm eine weitere Erkenntnis über sich und seine Persönlichkeit, was wiederum Sicherheit mit sich bringt und zur Stimmungsstabilisierung beiträgt. Ab diesem Zeitpunkt kann auch die antidepressive Medikation erheblich reduziert werden.

Kreative Selbstprogrammierung des Patienten

Hat nun der Depressive das therapeutische Handlungsprogramm einige Tage exakt ausgeführt, so möchte er alsbald seine Alltagstätigkeiten selbst – ohne therapeutische Hilfe – programmieren, d. h. planen und gestalten. Damit ist er in das Stadium der *kreativen Selbstprogrammierung* eingetreten:

→ *Selbsterkenntnis durch Erfahrung:* Der Depressive beginnt von sich aus den therapeutischen Prozess zu beenden, da er ja erfahren hat, dass sein eigenes Handeln es war, welches ihn aus der Depression herausgeführt hat, indem er sein Selbstverständnis wiedererlangt hat.

→ *Gestaltung eines eigenen Handlungsprogrammes:* Nun übernimmt der Patient die Gestaltung eines Alltagsprogramms nach eigenen Vorstellungen.

Dabei hat er nicht nur erfahren, dass er in seinem Wesen sehr handlungspotent ist, sondern hat gleichzeitig auch gelernt, wie er mit seiner Handlungspotenz umzugehen hat.

Nun kann das Volitronics-Prinzip voll zum Tragen kommen. Die anfängliche therapeutische Strategie Handlungsverbote auszusprechen schlägt in einen Verwerfungsstil um. Der Patient erfährt nämlich, dass er zur Verwirklichung von Intentionen hoher Priorität andere Intentionen verwerfen muss.

→ *Kreative Selbstverwirklichung des selbstprogrammierten Alltags*: Das Ziel der Handlungstherapie ist nun erreicht, da der Patient nicht nur sein Selbstverständnis wiedererlangt hat, sondern – seinem Handlungspotential entsprechend – den Alltag selbst strukturiert und damit selbst verwirklicht. Auch wenn die meisten Patienten in diesem Stadium die Behandlung als abgeschlossen sehen, wird ihnen dennoch eine kurzfristige ambulante Nachbetreuung angeboten. Dadurch haben sie die Möglichkeit, allfällige Probleme diskutieren zu können bzw. doch noch den einen oder anderen Tipp, wie in einer bestimmten Situation gehandelt werden soll, zu erhalten.

Während die drei selbstbezogenen Handlungsschritte unbedingt am Beginn der Therapie praktiziert werden müssen, können die kommunikativen Handlungsschritte sowie die therapeutische Programmierung in individueller Reihenfolge durchschritten werden.

Heraustreten aus der Ohnmacht eines circulus diabolicus

Man kann den Zustand, in dem sich der Depressive befindet, als Teufelskreis darstellen (Abb. 10): Die psychobiologische Grundstörung führt zu einer unpassenden, leidvollen Lebenssituation, diese wiederum zum Verlust des Selbstverständnisses des Patienten. Der Verlust des Selbstverständnisses wirkt sich negativ auf die Grundstörung aus und so fort. In systemtheoretischer Terminologie besteht dieser Regelkreis aus permanenten negativen Rückmeldungen, ein circulus diabolicus also.

Beeinflusst man nun die Grundstörung durch eine biologische Therapie und erzeugt das Selbstverständnis durch Handlungstherapie, so kommt es zu einer Kreisumkehr, d. h. der Teufelskreis wird durchbrochen. Indem die antidepressive Basistherapie, insbesondere bei schweren Depressionen, eine Handlungstherapie ermöglicht, macht der Patient allmählich wieder die Erfahrung, dass er ja noch etwas kann. Damit findet er schrittweise zu seinem Selbstverständnis zurück. Dieses zunehmende Funktionserlebnis wirkt sich positiv auf seine leidvolle, bisher unpassende Alltagssituation

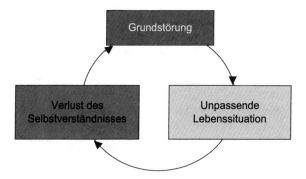

Abb. 10. Circulus diabolicus der Depression. Eine psychobiologische Grundstörung trifft auf eine für den Patienten unpassende Lebenssituation. Diese wiederum führt zu einem Verlust des Selbstverständnisses, welcher die Grundstörung weiter verstärkt.

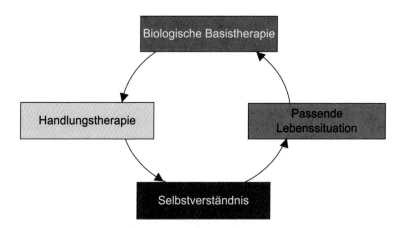

Abb. 11. Durchbrechen des circulus diabolicus einer Depression durch antidepressive Basistherapie. Erfolgt eine biologische Basistherapie, so kann gleichzeitig mit der Handlungstherapie begonnen werden. Dies führt dann zum Wiedererlangen des Selbstverständnisses, sodass die Umwelt wieder als passend bewältigt werden kann.

aus, was wiederum die Grundstörung positiv beeinflusst, so dass die Medikation reduziert werden kann. Da nun der Regelkreis aus positiven Rückmeldungen besteht, kommt es zur Kreisumkehr und der circulus diabolicus wird durchbrochen, ein circulus therapeuticus entsteht (Abb. 11).

Nicht nur über sich selbst nachdenken, sondern auch handeln!

Unsere bisherigen mehrjährigen Erfahrungen haben gezeigt, dass die Handlungstherapie der Depression, insbesondere für schwere Fälle, aus dem Patt subchronischer oder chronischer Verläufe herausführen kann. Bei Depressionen leichteren Grades kann die Handlungstherapie auch als Monotherapie – ohne biologische Basisbehandlung – ambulant durchgeführt werden.

Wir sind als Ärzte gewohnt, Ohnmacht mit Bewusstlosigkeit zu verbinden. Wir tun alles, dass der Ohnmächtige sein Bewusstsein wiedererlangt. Beim Depressiven ist es jedoch umgekehrt. Er ist sich der Sinnlosigkeit seiner leidvollen Lebenssituation voll bewusst, aber trotzdem ohnmächtig. Mit Vorsicht und Einfühlung müssen wir ihm helfen, dass er in einer passenden Welt wieder handeln kann. Denn nicht durch Nachdenken über sich selbst, sondern durch die Erfahrung, etwas Gewolltes gemacht zu haben, wird aus Bewusstsein Selbstbewusstsein und damit Lebenssinn.

Überlegungen zur Therapie der Manie

Von meiner Theorie der tripartiten Synapsen lässt sich auch ein Erklärungsmodell der Manie ableiten (siehe Teil II). Da eine Therapie der Manie nach dem Volitronics-Prinzip Entscheidungskonflikte analysieren und deren Machbarkeit programmieren soll, muss man wissen, welche Rolle die Intentionalität der Maniker spielt. In meinem synaptischen Modell der Manie kommt die manische Symptomatik dadurch zustande, dass der Maniker *hypointentional* (Mitterauer, 2004) ist. In anderen Worten: Es bestehen keine längerfristigen Alltagsintentionen, sondern es werden spontane Intentionen sofort ausagiert und abhängig von der aktuellen Umweltsituation ständig geändert. Man spricht daher von manischer „Unlenkbarkeit" oder auch Ideenflucht.

Was die elementaren Handlungsstile menschlicher Kommunikation, nämlich Akzeptanz und Verwerfung betrifft, so treten diese im Vollbild der Manie eindrucksvoll in Erscheinung. Eine Gruppe der Patienten beeindruckt uns durch deren Heiterkeit, wobei diese Patienten eine medikamentöse Behandlung gleichsam schicksalhaft über sich ergehen lassen. Man kann daher von einer „Akzeptanzmanie" sprechen. Die zweite Gruppe manischer Patienten ist hingegen hoch reizbar, zornig und spontan aggressiv. Diese gegensätzliche manische Kommunikation kann mit „Verwerfungsmanie" charakterisiert werden. Eine dritte Gruppe ist durch rasche Wechsel zwischen akzeptierender und verwerfender Kommunikation gekennzeichnet.

Ich habe mich in der Studie „Pseudoomnipotence: a model of the manic syndrom" (2006 b) mit der Frage der nicht-medikamentösen Therapie der akuten Manie auseinandergesetzt und bin im Wesentlichen zu diesem Ergebnis gekommen: Prinzipiell muss man sich bewusst sein, dass manische Patienten absolut überzeugt sind, nicht nur gesund, sondern vor allem auch sehr potent, ja sogar allmächtig zu sein (Größenwahn). Damit geht ein extrem hohes Selbstbewusstsein einher. Eine klinische Behandlung bedeutet für den Maniker daher stets eine unverständliche Zwangsmaßnahme. Deshalb sollte man soweit wie möglich den Patienten nicht mit seinen Symptomen bzw. seinem abnormen Verhalten konfrontieren. Um eine minimale Anpassung zu erreichen, ist anfänglich meist nur eine medikamentöse Behandlung erfolgreich.

Man kann aber die Dosis der Medikation erheblich reduzieren, wenn räumliche Möglichkeiten bestehen, dem Patienten seinen Bewegungsdrang ausagieren zu lassen. Auf diese Weise kommt es zur Ermüdung, was sich günstig auf die Schlaflosigkeit des Patienten auswirkt. Dieses Vorgehen ist aber leider nur bei der Akzeptanzmanie möglich. Im Falle einer Verwerfungsmanie ist nämlich im Akutstadium eine nicht-biologische Behandlung so gut wie immer unmöglich. Hingegen kann man bei jenen Patienten, die rasch zwischen Akzeptanz und Verwerfung wechseln, versuchen, Themen in den Brennpunkt zu stellen, die für den Patienten passend sind und daher akzeptiert werden. Hier ist es auch möglich, die Ideenflucht therapeutisch zu nützen. Eine Therapie nach dem Volitronics-Prinzip ist jedoch im Akutstadium der Manie bei keiner der drei Gruppen durchführbar.

Anders verhält es sich, wenn die Manie abgeklungen ist. Dann kann eine Therapie der Machbarkeit des Intentionspotentials dieser Patienten durchgeführt werden. Dabei haben wir durch das manische Verhalten mit den zahlreichen Äußerungen aus der Ideenflucht viele Informationen zur Verfügung. Bisweilen ist das manische Verhaltensmuster dem Ausagieren eines Traumes vergleichbar. Hier kann man unbewusste Intentionen herausarbeiten, ohne eine Traumanalyse zu benötigen. Vor allem aber gerät der Maniker nach Abklingen der Manie in einen existentiellen Entscheidungskonflikt zwischen nichtmachbaren Intentionen, welche in der Manie spontan ausagiert wurden, und einer „Rückkehr" in die Alltagsrealität.

In dieser belasteten Situation kann die Therapie der Entscheidungskonflikte im Sinne einer Machbarkeitsprogrammierung zumeist erfolgreich durchgeführt werden, da Menschen, die zur Manie neigen, in einem ausgeglichenen Stimmungszustand kognitiv und emotional sehr differenziert sind und nicht selten kreative Fähigkeiten haben. Kann eine erfolgreiche Therapie durchgeführt werden, so hat diese auch eine phasenprophylaktische Bedeutung. Der Patient hat nämlich gelernt, Symptome der aufsteigenden Stimmungslage (Hypomanie) in deren Nichtmachbarkeit bzw. Sinnlosigkeit rechtzeitig zu erkennen und eine entsprechende biologische Therapie in Anspruch zu nehmen oder sogar manische Intentionen noch rational in den Griff zu bekommen. Interessant ist auch, dass sich Patienten mit einer Verwerfungsmanie in der Therapie nach dem Volitronics-Prinzip besonders leicht tun, das Nichtmachbare zu verwerfen, weil bei ihnen dieser Handlungsstil tief in die Persönlichkeit eingeprägt ist, was sich meist auch im AVF feststellen lässt.

Die Therapie der schizophrenen Dysintentionalität

Auch für die Schizophrenie steht uns ein Hirnmodell der Pathophysiologie dieser Störung zur Verfügung, welches die Hauptsymptome erklären kann (siehe Teil II). Wenngleich bei der Schizophrenie die Therapie nach dem Volitronics-Prinzip nur beschränkt einsetzbar ist, so hat sie jedoch einen sehr positiven Effekt auf die Lebensqualität dieser bedauernswerten Patienten.

Wir beschränken uns bewusst auf die paranoide Schizophrenie, da hier von einer krankheitsbedingten Intentionalität im Sinne wahnhafter Programme ausgegangen werden kann, welche man als *dysintentional* bezeichnen kann, da sie nicht realisierbar sind (Mitterauer, 2005 a, b; Mitterauer et al. 2006).

Konzept und Index der Dysintentionalität

Lebende Systeme funktionieren prinzipiell intentional, indem sie permanent danach streben, ihre biologischen Bedürfnisse zu befriedigen (Iberall und Mc Culloch, 1969). Der Mensch hat allerdings Intentionen (Wünsche, Ziele etc.), die über die rein biologische Befriedigung hinausgehen. In einer passenden Umwelt kann ein ungestörtes biologisches System seine biologischen Bedürfnisse laufend befriedigen, was die Realisierbarkeit der Intentionen bedeutet. Der Mensch kann sich aber in Strebungen versteigen, die – zumindest zu einem bestimmten Zeitpunkt in einer bestimmten Umwelt – nicht realisierbar sind. Einen Extremfall stellt der Wahn dar. Eine wahnhafte Fehlinterpretation der Realität kommt dadurch zustande, dass die intentionalen Programme des Patienten nicht realitätsbezogen und daher nicht realisierbar sind. Man kann auch von nicht funktionierenden intentionalen Programmen (Mitterauer, 2005a, b) sprechen.

Die schizophrene Dysintentionalität beruht daher auf nicht funktionierenden (wahnhaften) intentionalen Programmen (Wahnideen), welche in der Umwelt nicht realisierbar sind. Einer unserer Patienten ist absolut der Überzeugung, dass er Jesus Christus ist und die Welt vom Bösen befreien wird, denn er hat den Schlüssel zum Paradies. In einem derartigen psychobiologischen Zustand ist der Alltag von diesen wahnhaften Intentionen bestimmt, diese sind jedoch nicht realisierbar, was Dysintentionalität bedeutet. Dasselbe gilt für den Verfolgungswahn. Ein anderer Patient ist der absoluten Überzeugung, von den Freimaurern immer und überall verfolgt zu werden. Ein Versuch, sich gegen Personen, die er als Freimaurer wahnhaft fehlinterpretiert, mit Brachialgewalt zu wehren, war nicht nur erfolglos, sondern hat ihn auch mit dem Gesetz in Konflikt gebracht. Paranoide Schizophrene geben nämlich ihre wahnhaften intentionalen Programme nie wirklich auf, so dass eine durchgehende Dysintentionalität besteht. Als Reaktion auf die laufenden negativen Erfahrungen im Sinne der Nichtrealisierbarkeit wahnhafter Programme, erscheinen die Patienten zeitweise passiv, in ihrem Wirklichkeitserleben sind sie jedoch von dem dysphorischen Affekt der Dysintentionalität getragen.

Was die Lebensqualität betrifft, so ist es trotz guter Therapie und Betreuung von entscheidender Bedeutung, ob ein dysintentionaler Patient noch fähig ist, Bedürfnisse oder Wünsche aus dem Alltag zu äußern, welche dann auch realisierbar sind. Beispielsweise ein Bad zu nehmen, etwas Bestimmtes einzukaufen, ein Gespräch einzufordern etc.

Setzt man die Dysintentionalität mit realisierbaren intentionalen Alltagsprogrammen in Beziehung, so lässt sich ein Index der Dysintentionalität bestimmen. Hat ein Patient zu einem bestimmten Zeitpunkt keine realisierbaren Alltagsintentionen, so besteht eine hundertprozentige Dysintentionalität. Sind hingegen eine oder mehrere Intentionen realisierbar, so werden diese aufaddiert und von der hundertprozentigen Dysintentionalität subtrahiert. Dabei werden rein selbstbezogene Intentionen mit zehn Prozent bewertet. Hat eine Intention des Patienten jedoch auch einen positiven Effekt für die Gemeinschaft (beispielsweise selbständiges Aufräumen des Krankenzimmers), so sprechen wir von einer heteroreferenziellen realisierbaren Intention, welche dann eine zwanzigprozentige Bewertung erhält.

Wir haben die Dysintentionalität schizophrener Patienten empirisch überprüft. Über diese Studie möchte ich nun berichten (Mitterauer et al., 2006).

Index der schizophrenen Dysintentionalität

Material und Methode

Wir haben bei elf männlichen Patienten mit chronischer paranoider Schizophrenie in einem Zeitraum von 13 Wochen den Dysintentionalitätsindex bestimmt. Der Altersbereich lag zwischen 17 und 73 Jahren (Durchschnittsalter 45,5 Jahre). Alle elf Patienten erhielten bereits vor Beginn der Evaluierung eine neuroleptische Dauertherapie. Während des gesamten Untersuchungszeitraumes wurde diese fortgeführt, wobei bei einigen

Patienten eine medikamentöse Umstellung der antipsychotischen Therapie durchgeführt wurde. Acht Patienten erhielten atypische Antipsychotika (davon zwei Patienten eine Kombinationstherapie), nur ein Patient erhielt ausschließlich ein konventionelles Antipsychotikum (Haloperidol), zwei Patienten wurden im Verlaufe des Beobachtungszeitraumes von einem atypischen Antipsychotikum auf ein konventionelles Antipsychotikum umgestellt. Bei allen Patienten wurden die Blutspiegel der Antipsychotika erhoben und lagen im therapeutischen Bereich.

Die Kommunikation des Teams der Station mit den Patienten verlief auf hohem und konstantem empathischen Niveau. Positive oder negative Lebensereignisse für die Patienten traten eher selten auf und hatten keinen nachhaltigen Einfluss auf den Dysintentionalitätsindex der Patienten.

Der Dysintentionalitätsindex wurde mit folgender Methode bestimmt

Es wird ein Koordinatensystem benutzt. Auf der Ordinate ist die Dysintentionalität mit 100 Prozent (abgestuft in 10% bis 0%) eingetragen. Auf der Abszisse sind die realisierbaren Intentionen pro Woche für einen Beobachtungszeitraum von 13 Wochen aufgezählt. Entsprechend dem Verlaufe wird der Dysintentionalitätsindex im Beobachtungszeitraum als Kurve dargestellt. Machbare Intentionen wurden, insbesondere vom Pflegepersonal, tagsüber aufgeschrieben und der Dysintentionalitätsindex wurde für jeden Patienten einmal pro Woche von den Ärzten gemeinsam mit dem Team in das Koordinatensystem eingetragen.

Ergebnisse

Abbildung 12 gibt einen Überblick über die Kurvenverläufe des Dysintentionalitätsindex aller elf Patienten. Dabei springt ins Auge, dass bei gleich bleibender therapeutischer Situation (Medikation, Psychotherapie, Betreuung) der Ausprägungsgrad des Dysintentionalitätsindex hoch individuell verläuft. Was machbare Intentionen betrifft, so handelte es sich um folgende von den Patienten intendierte Aktivitäten:

Körperpflege, Einkäufe, Ausgänge, Erledigungen bei Behörden, Gespräche, Mitarbeiten auf der Station, Versorgung des Aquariums, Kochen (auch für Mitpatienten), Behandlung körperlicher Beschwerden, Besuche bei den Angehörigen. Aktuelle positive oder negative Lebensereignisse sind bei sieben Patienten aufgetreten, bei vier hingegen hat sich diesbezüglich nichts getan. Positive Ereignisse (unerwartete Besuche oder Geldzuwen-

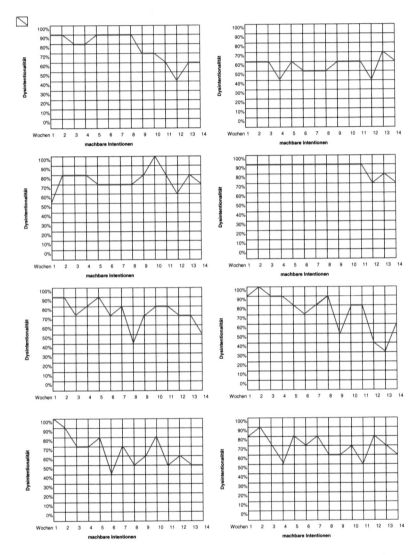

Abb. 12. Überblick über die Kurven des Dysintiontionalitäts-Index aller Patienten (N=11).

Praktische Anwendung

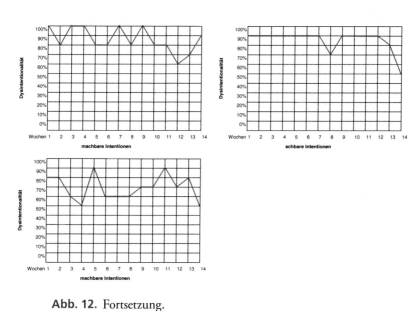

Abb. 12. Fortsetzung.

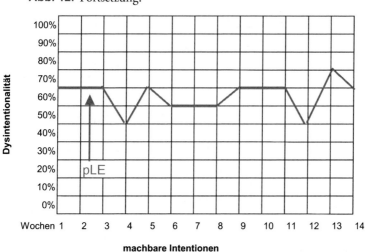

Abb. 13. Beispiel eines positiven Lebensereignisses (pLE) ohne signifikanten Einfluss auf den Kurvenverlauf.

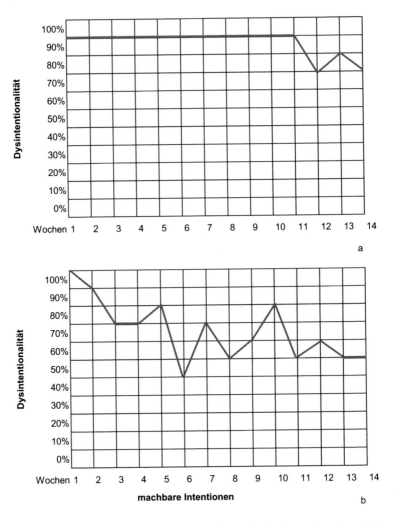

Abb. 14. (a und b): Eigengesetzlichkeit des Dysintentionalitätsindex ohne Lebensereignisse.

dungen) wirkten sich offensichtlich auf den Langzeitverlauf der dysintentionalen Befindlichkeit nicht aus. Dasselbe gilt für negative Ereignisse (konfliktträchtige Besuche, Konfrontationen mit dem Rechtssystem).

Abbildung 13 zeigt den Kurvenverlauf eines Patienten, der einen unerwarteten Besuch seiner Schwester, die ihm auch Geld mitbringt, bekommt (positives Lebensereignis, pLE). Er reagiert darauf mit einer Zunahme machbarer Intentionen (Mitarbeiten auf der Station), der gesamte Kurvenverlauf bleibt jedoch auch ohne weitere Lebensereignisse deutlich schwankend.

Abbildung 14(a, b) gibt zwei Patienten, bei denen sich im Untersuchungszeitraum „von außen" nichts ereignet hat, wieder. Bei dem Patienten, dessen Kurvenverlauf in Abbildung 14 a dargestellt ist, beschränkten sich die machbaren Intentionen auf die Körperpflege. Nach elf Wochen der Dysintentionalität von 90 Prozent bat er plötzlich um ein Gespräch, kommunizierte – nach völliger Zurückgezogenheit – mit Handschlag und bat darum, Einkäufe tätigen zu dürfen, was durchaus möglich war.

Die Kurve des Patienten Abbildung 14 b erscheint besonders interessant. Dieser Mann hat überhaupt niemanden (Angehörige, Freunde etc.), es traten schon alleine deshalb keine positiven Lebensereignisse auf. Trotzdem erreichte er – mit den typischen Schwankungen – immer wieder einen guten Dysintentionalitätsindex um 50 Prozent. Dieser Umstand ist wesentlich darauf zurück zu führen, dass seine machbaren Intentionen vorwiegend heteroreferentiell (auch zum Wohle der mitmenschlichen Umgebung) und dadurch mit 20 Prozent zu bewerten waren. So hat er sich immer wieder angeboten, auf der Station mit dem Pflegeteam mit zu arbeiten (Reinigungsarbeiten, Betten machen etc., oder für andere Patienten Besorgungen zu machen). Hier handelt es sich um eine lebensgeschichtliche Prägung, die auch noch in der Psychose erhalten bleibt. Dieser Patient ist nämlich schon vor Ausbruch der paranoiden Schizophrenie durch die Lande vagabundiert. Dabei hat er sich, um das Nötigste zum Leben zu bekommen, immer wieder spontan bei irgendwelchen Leuten (Bauern etc.) zur Mitarbeit angeboten.

Diskussion

Das Konzept der schizophrenen Dysintentionalität ist ein Ergebnis interdisziplinärer Grundlagenforschung bezüglich affektiver Störungen und wahnhafter Störungen, insbesondere der Schizophrenie (Mitterauer 1983; 2000 a; 2005 a, b). Oberflächlich betrachtet erscheinen schizophrene Patienten oft hypointentional (Ingvar und Franzen, 1974) oder passiv (Yager und Giltin, 1995). In der Tiefe ihrer Seele sind sie jedoch von der Überzeugung getrieben, ihre wahnhaften Programme realisieren zu können. Da diese Intentionen jedoch nicht realisierbar sind, befinden sich paranoide Schizophrene in einer Zerrissenheit zwischen wahnhafter

Überzeugung der Machbarkeit ihrer Ideen und gleichzeitig negativer Alltagserfahrung der Nichtmachbarkeit. Diesen psychobiologischen Zustand nennen wir daher Dysintentionalität.

Berücksichtigt man allerdings, dass die Patienten durchaus noch Alltagsbedürfnisse haben, die realisierbar sind, so lässt sich ein Index der Dysintentionalität bestimmen. Dieser wiederum kann als Parameter der Lebensqualität angesehen werden. Wenngleich unsere Untersuchungsergebnisse noch vorläufig sind und einer Validierung bedürfen, so wird jedenfalls mit dem Index der Dysintentionalität eine neue Domäne der Lebensqualität erfasst, welche sich in den herkömmlichen Fragebögen der Lebensqualität nicht explizit findet.

Schlussfolgerung

Wie bei der schweren Depression gilt es auch bei der Schizophrenie das „Nochmachbare" zu aktivieren. Während sich in der Depression alsbald Entscheidungskonflikte zeigen, besteht in der Schizophrenie eigentlich gar kein Entscheidungskonflikt. Der Schizophrene verharrt gleichsam in der Nichtmachbarkeit und Realitätsferne seiner Wahnwelt.

Diese Patienten sind unfähig, die Nichtrealisierbarkeit ihrer Wahnideen zu erkennen und können diese auch nicht verwerfen. Schicksalsergeben akzeptieren allerdings viele Patienten ihre Lebenssituation, vor allem auch eine Dauermedikation, obwohl sie sich nicht als krank erleben. Aufgrund der Unfähigkeit, das Nichtrealisierbare zu verwerfen, reduziert sich bei diesen Patienten das Volitronics-Prinzip auf das Zufriedenstellen ihrer Alltagsbedürfnisse im Sinne einer möglichst guten Lebensqualität. Die „Psychotherapie" der Schizophrenie ist daher ganz einfach aber sehr verantwortungsvoll, nämlich Verständnis der Wahnwelt, Akzeptanz derselben, und vor allem Charisma und dauerhafte Sorge.

Dabei stellt der Index der Dysintentionalität eine wissenschaftliche Methode dar, anhand derer man regelmäßig überprüfen kann, in welchem psychobiologischen Zustand sich ein schizophrener Patient in Bezug auf seine Lebensqualität befindet. Diese neue Methode beruht auf dem Volitronics-Prinzip.

Teil II:
Theoretische Grundlagen

Das polyontologische Hirnmodell

Dem Volitronics-Prinzip liegt ein neues Hirnmodell zugrunde, welches ich im Laufe der Jahre entwickelt habe. Mit „polyontologisch" ist ausgedrückt, dass das Gehirn eine vielörtliche Architektur hat im Sinne eigenständiger Funktionseinheiten. Da das Gehirn nicht nur aus dem neuronalen System, sondern auch aus dem glialen System besteht, fußt meine Hirntheorie wesentlich auf der Interaktion zwischen diesen beiden Zellsystemen. In einer Serie von Publikationen habe ich diese Interaktion unter verschiedenen Gesichtspunkten dargestellt, worauf ich den Leser verweisen darf (Mitterauer, 1998, 2003 a, 2004, 2005 a, b, Mitterauer et al. 1996; Mitterauer und Kopp, 2003).

In diesem Kapitel möchte ich zu zeigen versuchen, wie in unserem Gehirn Willensprozesse ablaufen könnten und wie deren Informationsverarbeitung vor allem in Synapsen vor sich geht. Ich gehe nämlich davon aus, dass, wenn man die intentionalen synaptischen Mechanismen im Gehirn erklären kann, man dadurch auch auf der Verhaltensebene besser versteht, mit Intentionen umzugehen. Dasselbe gilt für die Analyse der in unseren Träumen verborgenen Intentionen (Wünsche, aktuelle Ziele etc.). Kurzum: Therapeutische Strategien bzw. Methoden sollen aus dem Hirnmodell nicht nur ableitbar, sondern auch begründbar sein.

Das Modell der tripartiten Synapse

Nach der vorherrschenden Auffassung erfolgt in chemischen Synapsen die Informationsverarbeitung ausschließlich von der Präsynapse über den synaptischen Spalt zur Postsynapse, indem eine von der Präsynapse freigesetzte Transmittersubstanz entsprechende Rezeptoren an der Postsynapse besetzt. Nun gibt es aber mittlerweile zahlreiche experimentelle Hinweise, dass Gliazellen vor allem Astrozyten aktiv die neuronale Informationsübertragung in den Synapsen kontrollieren bzw. modulieren. Araque et al. (1999) weisen darauf hin, dass die perisynaptischen Schwannzellen und die mit den Synapsen assoziierten Astrozyten als integrative modulierende Elemente im Sinne von tripartiten Synapsen verstanden werden sollen.

Es gibt eine Menge experimenteller Daten über die verschiedenen molekularen und zellulären Mechanismen, welche in tripartiten Synapsen am Werke sind (zum Überblick siehe Kettenmann und Ransom, 1995; Laming et al., 1998; Volterra et al., 2002; Auld und Robitaille, 2003). Da das Volitronics-Prinzip wesentlich auf meiner Theorie der tripartiten Synapsen beruht, sollen zunächst aus der Perspektive des Verhaltens die wichtigsten physiologischen Funktionen wie folgt zusammengefasst werden:

1. Gliazellen sind im gesamten Nervensystem eng mit den Synapsen verbunden. Mit dieser anatomischen Koppelung gehen faszinierende Interaktionen einher, vor allem die Fähigkeit gewisser Gliazellen auf die Neurotransmission in den Synapsen zu reagieren und diese zu modulieren. Gliazellen können aber auch zur Aufrechterhaltung und Wiederherstellung von Synapsen beitragen (Auld und Robitaille, 2003).
2. Die Makroglia besteht aus Astrozyten und Oligodendrozyten, wobei letztere mit deren Myelinscheiden die Axone umhüllen. Die Astrozyten sind aber die „Schlüsselzellen", da sie die Neurotransmission modulieren und so gut wie mit allen Zelltypen des Gehirns verbunden sind (Robertson, 2002).
3. Gleich den Neuronen bilden auch Makrogliazellen über „gap junctions" Netzwerke untereinander. Ein gliales Netzwerk nennt man Syncytium. Das gliale Syncytium dürfte ebenfalls „Berechnungen" durchführen, die dann über tripartite Synapsen zum neuronalen Netzwerk weitergeleitet werden (Mitterauer, 2006 a).

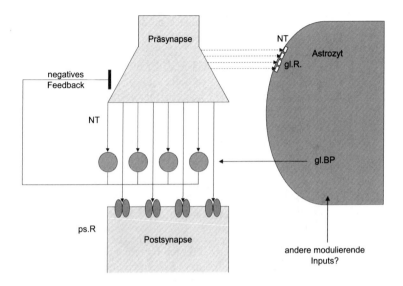

Abb. 15. Modell einer tripartiten Synapse. Abhängig vom Typ der Synapse wird ein entsprechender Neurotransmitter (NT) freigesetzt, bereit für die Besetzung mit glialen Bindungsproteinen (glBP) und für die Besetzung der postsynaptischen Rezeptoren (ps. R). Gleichzeitig werden die glialen Rezeptoren (gl. R) besetzt, wodurch die Produktion zusätzlicher glialer Bindungsproteine aktiviert wird. Sind die gl. BP und die ps. R besetzt, dann erfolgt ein negatives Feedback von der Glia an die Präsynapse, so dass die Neurotransmission kurzfristig inaktiviert wird. Dann kann die Informationsübertragung in der Synapse wiederum erfolgen.

4. Astrozyten können nicht nur in sich alle üblichen Neurotransmitter produzieren, sondern erzeugen auch noch sogenannte „Gliotransmitter" wie beispielsweise D-serine (Martineau et al., 2006).
5. Astrozyten beeinflussen die neuronale Erregbarkeit und Neurotransmission, indem sie Neuromodulatoren produzieren (Araque et al., 2000).
6. Interzelluläre Calziumwellen stellen einen Weg für die interzelluläre Kommunikation zwischen Astrozyten und Neuronen, Gefäßzellen und Meningealzellen dar (Charles und Giaume, 2002).
7. Es besteht ein Regulationskreis „Synapse-Glia-Synapse", sodass mit der Aktivierung von perisynaptischen Gliazellen durch die

synaptische Aktivität eine Feedback-modulation der synaptischen Effizienz und Plastizität einhergeht.

8. Zusätzlich haben Smit et al. (2001) einen neuen Mechanismus in tripartiten Synapsen vorgeschlagen, der für meine Interpretation von besonderer Bedeutung ist (siehe Abb. 15).

9. Astrozyten dürften Schrittmacherrhythmen erzeugen (Mitterauer et al., 2000; Parri et al., 2001; Hirrlinger et al., 2004).

10. Die Synchronisation neuronaler Funktionen wird über Glutamat, welches von den Astrozyten produziert wird, durch die Aktivierung extrasynaptischer N-methyl-D-asparat Rezeptoren vermittelt (Fellin et al., 2004).

11. Die Astrozyten beeinflussen die Bildung von Synapsen über verschiedene Substanzen wie Agrin (Tournell et al., 2000; Elmariah et al., 2005) und bestimmen auch die Anzahl der Synapsen (Ullian et al., 2001) mit.

Nach diesem Überblick über die wichtigsten physiologischen Funktionen von tripartiten Synapsen werde ich nun versuchen, meine Hirntheorie darauf aufzubauen. Auf dieser wiederum gründet das therapeutische Vorgehen nach dem Volitronics-Prinzip.

Theoretische Grundlagen

Experimentelle Hinweise auf die gliale zeitlich grenzensetzende Funktion in tripartiten Synapsen

Bereits 1998 habe ich die Hypothese aufgestellt, dass das gliale System in seiner Interaktion mit dem neuronalen System eine raum-zeitliche grenzensetzende Funktion hat (Mitterauer, 1998). Diesen Ansatz an die Hirntheorie habe ich dann in den bereits zitierten Studien unter Berücksichtigung experimenteller Befunde weiter ausgearbeitet.

Ich werde nun die gliale zeitlich grenzensetzende Funktion am Modell der tripartiten Synapsen beschreiben. Abbildung 15 zeigt das Schema einer tripartiten Synapse wie sie von Smit et al. (2001) vorgeschlagen wurde, jedoch verallgemeinert für alle Neurotransmitter (NT). Auch die diversen Neuromodulatoren (Calcium etc.) sind der Klarheit halber nicht berücksichtigt. Die Informationsübertragung läuft auf folgende Weise ab: Ein Neurotransmitter (NT) wird von der Präsynapse freigesetzt, bereit für die Besetzung mit glialem Bindungsprotein und der postsynaptischen Rezeptoren. Gleichzeitig werden die glialen Rezeptoren mit Neurotransmittern besetzt, was zur Erhöhung der Produktion von löslichem glialen Bindungsprotein in den synaptischen Spalt führt. Die Zunahme von glialen Bindungsproteinen im synaptischen Spalt wiederum reduziert die Menge freier Neurotransmitter, welche die postsynaptischen Rezeptoren besetzen sollen. Auf diese Weise wird die Neurotransmission vorübergehend unterbrochen, was einem negativen Feedbackmechanismus entspricht. Sobald die Neurotransmitter im synaptischen Spalt wieder zu ihrer Grundmenge zurückgekehrt sind, fällt das Niveau der glialen Bindungsproteine, weil die Astrozyten nicht mehr länger zur Produktion der Bindungsproteine stimuliert werden. Nun kehrt die Synapse zu ihrem Ausgangszustand zurück und die Informationsverarbeitung kann von Neuem beginnen.

Eine ähnliche Funktion wie die glialen Bindungsproteine kann aber beispielsweise Glutamat übernehmen. Die Funktion glutaminerger tripartiter Synapsen wurde in den letzten Jahren gut dokumentiert (Auld und Robitaille, 2003). Die Astrozyten gebrauchen in diesen Synapsen keine Bindungsproteine, sondern produzieren Glutamat als Neurotransmitter mit Hilfe dessen sie ein negatives Feedback auf die Präsynapse ausüben dürften. Mit anderen Worten: In tripartiten Synapsen hat die Glia (Astrozyten) eine zeitlich grenzensetzende Funktion, indem sie vorübergehend die synaptische Informationsübertragung unterbricht.

Da das Volitronics-Prinzip wesentlich auf der Analyse und Machbarkeit unserer intentionalen Programme beruht, sind wir mit der schwierigen Frage konfrontiert, wo und wie in unserem Gehirn eine intentionale Programmierung erfolgen könnte. Diese Herausforderung versuche ich nun aufzunehmen.

Theoretische Grundlagen

Wo und wie könnten intentionale Programme in unserem Gehirn erzeugt werden?

Einer der führenden Gliabiologen, P. G. Haydon, hat eine seiner Studien mit dem Titel „Glia: zuhörend und sprechend zur Synapse" (Haydon, 2001, unsere Übersetzung) betitelt. Wenn wir davon ausgehen, dass die Astrozyten eine modulierende Funktion ausüben, indem sie die Effizienz der Informationsübertragung in tripartiten Synapsen determinieren, so kann man ihr „Sprechen zur Synapse" auch als die Übertragung von intentionalen Programmen interpretieren. Wenn man von intentionalen Programmen spricht, so gilt es zunächst zu zeigen, auf welchem Formalismus die intentionale Programmierung beruhen könnte. Diesbezüglich habe ich die sogenannte Negativsprache vorgeschlagen (Mitterauer, 2006 a).

Der Formalismus der Negativsprache

Nach Günther (1980) kann eine Negativsprache in einem Permutationssystem formalisiert werden. Allgemein ausgedrückt, ist eine Permutation von n-Objekten als eine Anordnung aller Mitglieder der Menge – einmal genommen – entsprechend der Formel n! (!: bedeutet Fakultät) definiert. Tabelle 9 zeigt ein vierwertiges Permutationssystem in einer lexikographischen Ordnung. Es besteht aus den Zahlen 1 bis 4. Die Anzahl der Permutationen ist 24 (4! = 1 × 2 × 3 × 4 = 24). Die Permutationen der Elemente

1		4
2	bis	3
3		2
4		1

können durch die Anwendung von 3 verschiedenen Negationsoperatoren (N1, N2, N3) erzeugt werden, indem benachbarte Zahlen (Werte) nach dem folgenden Schema umgetauscht werden:

$$1 \leftrightarrow 2; \quad 2 \leftrightarrow 3; \quad 3 \leftrightarrow 4$$
$$(N1) \quad\quad (N2) \quad\quad (N3)$$

Insgesamt hängt die Anzahl der Negationsoperatoren von der Wertigkeit des Permutationssystems minus 1 ab. Beispielsweise verfügt ein fünfwertiges Permutationssystem über vier Negationsoperatoren (N1–N4), (n = 5 − 1 = 4).

In diesen Systemen kann man typische Kreise bilden, wobei jede Permutation nur einmal durchlaufen wird, Hamiltonkreise genannt. In einem vierwertigen Permutationssystem gibt es 44 Hamiltonkreise. In höherwertigen Systemen sind sie jedoch nicht mehr berechenbar. Tabelle 10 gibt das Beispiel eines Hamiltonkreises in einem vierwertigen Permutationssystem wieder (Günther, 1980). Die erste Permutation (P = 1 2 3 4) wird durch eine Folge von Negationsoperatoren (N1; N2; N3... N2; N1; N2) so permutiert, dass durch die einmalige Erzeugung aller Permutationen ein geschlossener Kreis (Hamiltonkreis) entsteht.

Solche Permutationssysteme können mathematisch als Negationsnetzwerke, Permutographen genannt, dargestellt werden (Thomas, 1982). Abbildung 16 zeigt einen vierwertigen Permutographen. Die einzelnen Negationsoperatoren (N1 – N3) sind zwischen den Permutationen (1...24) eingezeichnet. Unterschiedliche Hamiltonkreise unterscheiden sich in der

Tabelle 9. Vierwertiges (n=4) Permutationssystem in einer lexikographischen Ordnung.

1	1	1	1	1	1	2	2	2	2	2	2	3	3	3	3	3	3	4	4	4	4	4	4
2	2	3	3	4	4	1	1	3	3	4	4	1	1	2	2	4	4	1	1	2	2	3	3
3	4	2	4	2	3	3	4	1	4	1	3	2	4	1	4	1	2	2	3	1	3	1	2
4	3	4	2	3	2	4	3	4	1	3	1	4	2	4	1	2	1	3	2	3	1	2	1
Nummer der Permutationen																							
1	2	3	4	5	6	7	8	9	10	11	12	13	14	15	16	17	18	19	20	21	22	23	24

Es sind die Werte 1 bis 4 nach dem Gesetz der Permutation (n! = 1 × 2 × 3 × 4 = 24) vertikal angeordnet. Beginnend mit 1 2 3 4 werden die benachbarten Werte durch drei Negationsoperatoren (N_1; N_2; N_3) umgetauscht. N_1 tauscht 1 ↔ 2; N_2 : 2 ↔ 3; N_3 : 3 ↔ 4. So wird die Permutation 1 2 3 4 über N_3 (3 ↔ 4) zu 1 2 4 3 umgetauscht. Diese Prozedur wird solange durchgeführt bis sich die Permutationen umgekehrt (4 3 2 1) haben. (Die Negationsoperatoren sind nicht eingezeichnet). Unter der zweiten Linie sind die Permutationen durchnummeriert

Tabelle 10. Beispiel eines Hamiltonkreises, erzeugt durch eine Folge von Negationsoperatoren (Günther, 1980).

P	N	1.	2.	3.	2.	1.	2.	3.	2.	1.	2.	3.	2.	1.	2.	3.	2.	1.	2.	3.	2.	P
1	2	3	4	4	3	2	1	2	3	4	4	3	2	1	2	3	4	4	3	2	1	1
2	1	1	1	1	1	1	2	3	3	4	4	4	4	4	4	4	3	2	1	1	1	2
3	3	2	2	3	4	4	3	2	1	1	1	1	1	1	2	3	3	2	2	2	3	3
4	4	4	3	2	2	3	4	4	4	4	1	1	2	3	4	4	4	4	4	4	4	4

Die Permutation (P) wird durch eine Folge von Negationsoperatoren ($N_{1,2,3...2,1,2}$) so permutiert, dass ein sogenannter Hamiltonkreis entsteht. Dieser ist so definiert, dass alle Permutationen nur einmal durchlaufen werden und das System dabei einen Kreis erzeugt (siehe auch Text)

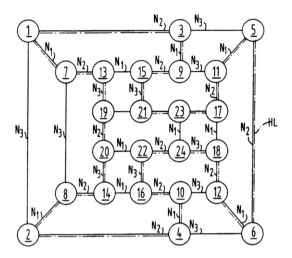

Abb. 16. Permutograph (n=4) (Thomas 1982). In diesem Permutograph ist das Beispiel eines Hamiltonkreises eingezeichnet. Die eingekreisten Zahlen stellen die Permutationen (1 ... 24) dar. Diese sind durch Negationsoperatoren verbunden (N1 ... N3) und bilden dadurch ein geschlossenes Permutationssystem, Permutograph genannt. Der eingezeichnete Hamiltonkreis ist durch eine gestrichelte Linie gekennzeichnet.

Folge der Negationsoperatoren. Abbildung 16 zeigt ein Beispiel eines Hamiltonkreises in einem Permutographen, eingezeichnet als Punkt-Strich-Linie. Dieser Hamiltonkreis kann durch die folgenden Negationsoperatoren erzeugt werden:

N1 - N2 - N3 - N2 - N3 - N2 - N1 - N2 -
N1 - N2 - N3 - N2 - N3 - N2 - N1 - N2 -
N1 - N2 - N3 - N2 - N3 - N2 - N1 - N2

Ich habe bereits in den 80-er Jahren zu zeigen versucht, dass die Negativsprache ein passendes formales Modell für die Beschreibung von intentionalen Programmen, welche in neuronalen Netzwerken erzeugt werden, sein könnte (Mitterauer, 1988). Mittlerweile habe ich diesen Ansatz weiter entwickelt und nehme an, dass die intentionale Programmierung im glialen Syncytium erfolgen könnte und in den neuronalen Netzwerken hingegen die Testung auf deren Machbarkeit ausgeführt wird. Da das Volitronics-Prinzip wesentlich auf einer Dialektik zwischen der Analyse intentionaler Programme und deren Machbarkeit beruht, haben wir es hier mit dem Kernbereich meiner Hirntheorie zu tun. Aus dieser Perspektive sind daher noch eingehendere Beschreibungen und Interpretationen der glia-neuronalen Interaktion erforderlich.

Theoretische Grundlagen

Gliale gap junctions könnten Negationsoperatoren verkörpern

Gap junctions sind Kanäle, die das Zytoplasma angrenzender Zellen verbinden und dadurch einen interzellulären Austausch kleiner Moleküle einschließlich Jonenmetaboliten und sekundärer Botenstoffe erlauben. So gilt es als gesichert, dass zwischen den Zellkörpern der Astrozyten gap junctions bestehen. Dies ist aber auch zwischen den Fortsätzen und den Zellkörpern sowie hinsichtlich der Blutgefäße der Fall. Gleichzeitig sind die Astrozyten zu den Oligodendozyten und ihren Fortsätzen sowie zu den Myelinscheiben über gap junctions verbunden. Da sich das astrozytäre Syncytium auch auf die Oligodendozyten erstreckt, kann man von einem generalisierten glialen Syncytium sprechen, pangliales Syncytium genannt. Ohne auf weitere physiologische Details bezüglich gap junctions einzugehen, möchte ich nun ihre wesentlichen Eigenschaften aufzählen und zu zeigen versuchen, dass gap junctions Negationsoperatoren verkörpern könnten im Sinne einer Erzeugung der Negativsprache in den glialen Syncytien. Dabei können folgende physiologische Zusammenhänge mit der Negativsprache hergestellt werden:

1. Gap junctions kommunizieren über Jonenströme auf eine bidirektionale Weise, welche den Negationsoperatoren (Umtauschverhältnisse) vergleichbar sind.
2. Gap junctions produzieren verschiedene Proteine, Connexine genannt. Diese Proteine ermöglichen unterschiedliche Permeabilitäten von Jonen und Molekülen sowie eine unterschiedliche Übertragungsregulierung. Solche Unterschiede in den Funktionen der gap junctions könnte man auf die verschiedenen Typen der Negationsoperatoren übertragen.
3. Gap junctions in den neuronalen Netzwerken bilden keine Syncytien und beziehen sich in der Regel nur auf eine Synapse.
4. Die Funktionsabläufe innerhalb eines glialen Syncytiums werden durch den neuronalen Input angeregt und hängen von der normalen neuronalen Funktion ab, sodass beide Systeme untrennbar verbunden sind.
5. Die Dichte und Komplexität vor allem astrozytärer gap junctions ermöglicht eine hohe interaktive Kombinatorik.

Hier handelt es sich um eine zusammenfassende biomimetische Interpretation der negativen Sprache. Aber was macht diese Sprache so intentional?

Die gliale Erzeugung von Kreiswegen
in den neuronalen Netzwerken

Ich nehme an, dass die Permutationen eines permutographischen Systems im neuronalen Netzwerk verkörpert sein könnten. So kann beispielsweise ein vierwertiges Permutationssystem als neuronales Netzwerk interpretiert werden. In Tabelle 9 wurden bereits die 24 Permutationen dargestellt. Jede Permutation formalisiert ein Neuron mit einer spezifischen Komputationsfähigkeit, in technischer Sprache auch „special purpose computer" genannt. Parallel dazu bestimmen die Permutationen, wie die Neuronen untereinander verbunden werden können. Dabei gilt der Formalismus der Negativsprache im Sinne der Anwendung von entsprechenden Negationsoperatoren. Über die Negationsoperatoren kann daher ein neuronales Netzwerk aufgebaut werden, welches dann das Permutationssystem verkörpert. Abbildung 17 zeigt als weiteres Beispiel einen fünfwertigen Permutographen, um sich eine Vorstellung machen zu können, wie hochkomplex diese Permutationssysteme bei zunehmender Wertigkeit werden (Thomas und Mitterauer, 1989). Die eingezirkelten Zahlen bezeichnen die Permutationen (n= 5! = 120). Die Verbindungslinien stellen die Negationsoperatoren (1–4) dar. Meine Hypothese ist nun, dass das gliale Syncytium verschiedenste Zyklen von Negationsoperatoren im Sinne von intentionalen Programmen erzeugt, um dann im neuronalen permutatorischen Netzwerk deren Machbarkeit zu überprüfen.

Bezüglich der Realisierung von glialen intentionalen Programmen bestehen nun im Wesentlichen folgende Möglichkeiten:

1. Die Folge der erzeugten Negationsoperatoren führt zu keinem Kreis, sodass kein intentionales Programm entsteht.

2. Eine erfolgreiche Erzeugung eines oder mehrerer intentionaler Programme im glialen Syncytium wird durch keine passende Umweltinformation bestätigt, wodurch das intentionale Programm in der Umwelt nicht machbar ist.

3. Es wird ein gliales intentionales Programm erzeugt, welches einem neuronalen Netzwerk entspricht, das durch eine entsprechende Sinneswahrnehmung gerade aktiviert ist. Hier sehe ich einige Parallelen zu Edelman's „Neural Darwinism" (1987), wo von den intentionalen Programmen nur jene mit der besten „Umweltentsprechung" erzeugt werden.

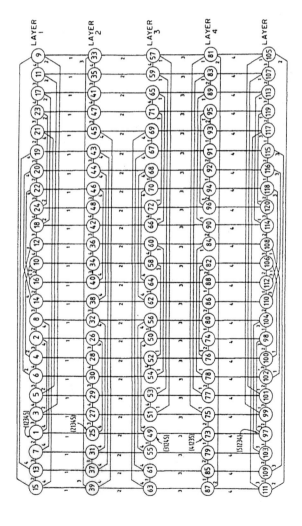

Abb. 17. Permutograph (n = 5) (Thomas und Mitterauer, 1989). Dieser fünfwertige (n = 5) Permutograph ist in Schichten angeordnet. Die 120 Permutationen (n! = 5! = 1 × 2 × 3 × 4 × 5 × = 120) sind eingekreist gekennzeichnet. Die Permutationen sind durch vier Negationsoperatoren (N1 ... N4) verbunden, dargestellt als kleine Ziffern (1 ... 4). Beispielsweise wird die Permutation 1 in der obersten Schicht (layer 1), gekennzeichnet durch 1 2 3 4 5 in die benachbarte Permutation 7 (1 3 2 4 5) durch Anwendung des Negationsoperators N2 (2) permutiert.

4. Der Mensch ist in der Regel fähig nichtmachbare intentionale Programme zu verwerfen, weil ein anderes Programm (für eine bestimmte Zeitspanne) absolute Priorität hat. Die Fähigkeit das Nichtmachbare oder vor allem auch das Nichtgewollte zu verwerfen, ist für die therapeutische Programmierung der Machbarkeit nach dem Volitronics-Prinzip ganz entscheidend.

Theoretische Grundlagen

Die tripartite Synapse als elementarer Reflexionsmechanismus

Zur Zeit gründen die meisten biologisch orientierten Theorien des Bewusstseins noch immer ausschließlich auf dem neuronalen System (Searle, 2004; Bennett und Hacker, 2004). Die große Ausnahme ist die von Robertson (2002) aufgestellte „Astrocentric Hypothesis". Robertson nimmt nämlich an, dass die Astrozyten eine entscheidende Rolle für Bewusstsein und Gedächtnis spielen, wobei er diese Hypothese durch experimentielle Befunde gut begründen kann. Ich habe bereits 1998 eine Bewusstseinstheorie veröffentlicht, welche wesentlich auf der allgemeinen glia-neuronalen Interaktion beruht (Mitterauer, 1998). Hier möchte ich kurz darlegen, dass man die glia-neuronale Interaktion in tripartiten Synapsen auch als einen elementaren Reflexionsmechanismus interpretieren kann (Mitterauer, 2005 c).

Die tripartite Synapse als ein
Zwei-Plätze-Werte-System

Beginnen wir mit der Beschreibung der Reflexion auf einem Zwei-Plätze-Werte-System. Nach Günther (1966) beruht die Reflexionslogik eines Gehirns auf der Grundlage eines Plätze-Werte-Systems. Um nämlich einen Begriff (Gedanken etc.) reflektieren zu können, muss er zumindest zweimal auftreten: Einmal auf dem Platz, wo er entstanden ist und noch einmal auf einem Platz, wo das „Spiegelbild" reflektiert werden kann. Ohne diesen Mechanismus ist kein Gehirn fähig, sich über irgend etwas bewusst zu werden. Wenn wir uns die Welt als ein System der Realität und der Gedanken vorstellen, dann denken wir in Wirklichkeit dieses Konzept der Welt zweimal: Einerseits als bona fide Objekt, andererseits als Reflexion desselben. Um beides getrennt zu halten, muss das Gehirn dasselbe Konzept auf zwei unterschiedliche Plätze lokalisieren.

Legt man die bereits beschriebenen Komponenten der tripartiten Synapsen zugrunde, so können diese unschwer als ein Plätzesystem interpretiert werden, worauf ein elementarer Reflexionsmechanismus beruhen könnte. Abbildung 18 zeigt ein schematisches Diagramm eines solchen Mechanismus. Es sind zwei Plätze dargestellt, nämlich Platz X, welcher das neuronale System und Platz Y, der das gliale System verkörpert. Die wesentlichen „Begriffe" auf diesen zwei Plätzen sind folgende: Die Informationsverarbeitung aus der Umwelt („bona fide Objekte") geschieht im neuronalen System. Das gliale System wiederum erzeugt intentionale Programme („Gedanken"), welche durch die neuronale Information aktiviert werden. Da diese Konzepte (Intentionen, Wahrnehmungen etc.) des neuronalen und glialen Systems räumlich getrennt sind, ist eine Spiegelbildung möglich, wenn man annimmt, dass die Konzepte den bona fide Objekten der Umwelt entsprechen. Die synaptische Architektur der tripartiten Synapsen ermöglicht zusätzlich eine aktivere Reflexion einer Spiegelsituation durch einen negativen Feedbackmechanismus.

Diese Interpretation der tripartiten Synapse als ein reflexionsfähiges Zwei-Plätze-System legt eine weitere und tiefere Interpretation nahe. Man kann nämlich diese Zweiteilung auch als elementares Ich-Du-System darstellen, was eigentlich die hirntheoretische Grundlage für jedweden therapeutischen Prozess sein sollte.

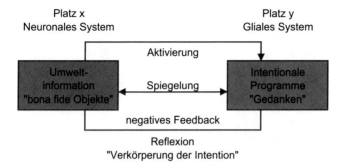

Abb. 18. Tripartite Synapse als elementarer Reflexionsmechanismus (Mitterauer, 2005c). Es sind zwei Plätze dargestellt (Platz x, Platz y). Platz x verkörpert das neuronale System, Platz y das gliale System. Die wesentlichen Begriffe auf diesen zwei Plätzen sind folgende: Die Informationsverarbeitung aus der Umwelt erfolgt im neuronalen System („bona fide Objekte"). Das gliale System erzeugt intentionale Programme („Gedanken"), welche durch die neuronale Information aktiviert werden. Da diese Konzepte des neuronalen und glialen Systems räumlich getrennt sind, ist eine Spiegelbildung möglich. Durch einen synaptischen negativen Feedbackmechanismus wird diese Spiegelung aktiv reflektiert.

Die tripartite Synapse als elementare Funktionseinheit der Subjektivität

„Subjektivität ist ein Phänomen, welches über die subjektive Subjektivität des Ichs und die objektive Subjektivität des Du verteilt ist und durch eine gemeinsame Umwelt vermittelt wird" (Günther, 1976, unsere Übersetzung). Eine biologisch-philosophische Darstellung von Subjektivität in Gestalt einer Synapse ist eine große Herausforderung, die ich nun aufnehmen werde.

Die erste Frage ist, ob man in einer tripartiten Synapse zwei Bereiche lokalisieren kann, welche der Ich-Subjektivität bzw. der Du-Subjektivität entsprechen könnten. Wir gehen in unserem Modell der tripartiten Synapse davon aus, dass die intentionalen Programme im glialen Syncytium erzeugt und über die Astrozyten an die Synapse übertragen werden. Hier handelt es sich also um den intentionalen Bereich der synaptischen Informationsverarbeitung, welchem man Ich-Subjektivität zuordnen kann. Andererseits ist zu berücksichtigen, dass das neuronale System über die Sinnesorgane mit der Umwelt verbunden ist. Überlegt man sich, dass jedwedes Du, dem wir begegnen, ein Teil der Umwelt ist, so ist es legitim, den neuronalen Bereich der tripartiten Synapse als Du-Subjektivität zu interpretieren.

Die synaptische Vermittlung zwischen Ich- und Du-Subjektivität geschieht durch Umweltinformationen, welche für die Machbarkeit intentionaler Programme in den neuronalen Netzwerken entscheidend sind. Legt man nun die experimentiell ausreichend aufgeklärten physiologischen Interaktionen diesem elementaren Modell der Subjektivität zugrunde, so ergibt sich formal eine Relationsstruktur.

In Abb. 19 ist eine tripartite Synapse als formales Diagramm dargestellt. Der gliale Bereich, welcher der subjektiven Subjektivität (S^s) entspricht, greift mit seinen intentionalen Programmen aktiv in die Umwelt als Objektivität (O) ein. Diese dominierende Aktivität ist als gerichteter Pfeil ($\rightarrow$) dargestellt, welchen Günther ein Ordnungsverhältnis nennt. Hingegen ist der gliale Bereich mit dem neuronalen Bereich im Sinne der objektiven Subjektivität (S^o) durch einen Doppelpfeil ($\leftrightarrow$) verbunden, was einem Umtauschverhältnis gleichkommt. Die aus der Umwelt (O) kommenden Informationen wiederum dominieren das neuronale System (S^o), dargestellt durch einen gerichteten Pfeil ($\rightarrow$).

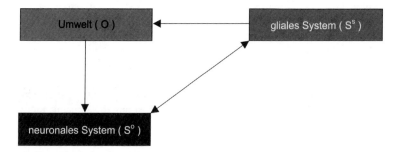

Abb. 19. Tripartite Synapse als elementare Funktionseinheit der Ich-Du-Subjektivität. Das gliale System, welches die subjektive Subjektivität (S^s) verkörpert, richtet seine Intention auf die Umwelt (O), dargestellt durch einen gerichteten Pfeil ($\rightarrow$). Das neuronale System wiederum verkörpert die objektive Subjektivität (S^o) und steht im Wechselspiel mit dem glialen System, dargestellt durch einen Doppelpfeil ($\leftrightarrow$). Die aus der Umwelt (O) kommenden Informationen dominieren ($\rightarrow$) das neuronale System.

Betrachtet man nun das Umtauschverhältnis zwischen dem glialen (S^s) und dem neuronalen System (S^o) eingehender, so ergeben sich grundlegende Konsequenzen für jedwede Ich-Du-Kommunikation:

1. Die Ich-Subjektivität (S^s) versucht die Umwelt und die Du-Subjektivität (S^o) mit seinen intentionalen Programmen zu dominieren bzw. diese durchzusetzen.

2. Die Durchsetzung dieser Programme ist abhängig von der Umweltsituation im Sinne der Du-Subjektivität.

3. Da Ich-Subjektivität und Du-Subjektivität prinzipiell in einem Umtauschverhältnis stehen, kann die gliale Dominanz von den neuronalen Systemen übernommen werden und somit auch die Du-Subjektivität die Ich-Du-Kommunikation dominieren.

4. Jedwede Ich-Du-Kommunikation ist daher abhängig von der Machbarkeit subjektiver Intentionen in der Umwelt, wovon das Du ein Teil ist. So gesehen ist Vermittlung nichts anderes als die Machbarkeit subjektiver Intentionen in der Umwelt.

Als philosophisches Paradigma für dieses elementare Modell der Ich-Du-Beziehung kann Hegel's „Herrschaft und Knechtschaft" in der Phänomenologie des Geistes herangezogen werden. Wenn man in unserem synaptischen Modell die Ich-Subjektivität Hegel's Herrn und der Du-Subjektivität dem Knecht zuordnet, so zeigt Hegel, dass beide – trotz der dominierenden Rolle des Herrn – untrennbar aufeinander angewiesen sind. Wenngleich Hegel's Sprache schwierig ist, so könnte dennoch folgendes Zitat erhellen, wie man Ich-Du-Kommunikation philosophisch interpretieren kann:

„Die Wahrheit des selbständigen Bewusstseins ist demnach das knechtische Bewusstsein. Dieses erscheint zwar zunächst außer Sicht und nicht als die Wahrheit des Selbstbewusstseins. Aber wie die Herrschaft zeigt, dass ihr Wesen das Verkehrte dessen ist, was sie sein will, so wird auch wohl die Knechtschaft vielmehr in ihrer Vollbringung zum Gegenteil dessen werden, was sie unmittelbar ist: Sie wird als in sich zurückgedrängtes Bewusstsein in sich gehen und zur wahren Selbständigkeit sich umkehren" (Hegel, 1952, S. 147–148).

Pathophysiologisches Modell der sogenannten Geistes- und Gemütskrankheiten

Die sogenannten Geistes- und Gemütskrankheiten im Sinne schwerer psychobiologischer Störungen umfassen die Affektpsychosen, wie bipolare affektive Störungen und Depression sowie wahnhafte Störungen und vor allem die Schizophrenie. Ich habe ein neues pathophysiologisches Modell dieser Erkrankungen entwickelt, welches Störungen in tripartiten Synapsen in den Brennpunkt stellt. Da das Volitronics-Prinzip auch für diese schweren Störungen anwendbar ist, ist eine Darstellung dieser Hirntheorie in ihren wesentlichen Punkten unumgänglich. Meine Hirntheorie hat einen biokybernetischen (interdisziplinären) Ansatz, der wesentlich auf der Logik Günthers beruht, sodass ich diesen Ansatz auch dem pathophysiologischen Modell der Geistes- und Gemütserkrankungen zugrunde gelegt habe. Damit will ich beginnen, um sodann die psychobiologischen Störungen davon abzuleiten.

Biokybernetisches Modell der tripartiten Synapse

Wir gehen davon aus, dass lebende Systeme auf einem elementaren Verhaltenszyklus beruhen. Ganz allgemein gesprochen, stellt ein Verhaltenszyklus die intentionale Beziehung eines lebenden Systems zu seiner Umwelt dar. Wenn ein lebendes System fähig ist, in der Umwelt zur Verwirklichung seiner intentionalen Programme passende Objekte zu finden, dann schließt sich der Kreis. Hier handelt es sich um eine Erfahrung, die auf einem negativen Feedbackmechanismus beruht, welcher weitere Informationen aus der Umwelt bzw. deren Informationsverarbeitung vorübergehend unterbricht (siehe Abb. 20).

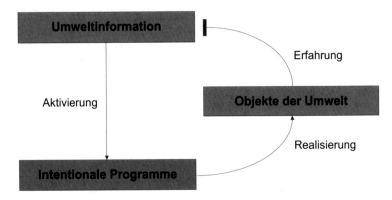

Abb. 20. Elementarer Verhaltenszyklus (Mitterauer, 2004). Eine Information aus der Umwelt aktiviert eines oder mehrere intentionale Programme eines lebenden Systems. Ist ein lebendes System fähig, passende Objekte in der Umwelt zur Realisierung eines spezifischen intentionalen Programmes zu finden, dann ist der Verhaltenszyklus abgeschlossen. Das System hat somit eine Erfahrung gemacht.

Ein derartiger elementarer Verhaltenszyklus dürfte auch die Informationsverarbeitung in tripartiten Synapsen kontrollieren. So kann die Produktion eines Neurotransmitters (NT) in der Präsynapse als „Umweltinformation", welche die Expression von glialen Bindungsproteinen stimuliert, interpretiert werden. Das gliale Bindungsprotein wiederum verkörpert ein „intentionales Programm", das bereit ist, mit einem passenden NT besetzt zu werden. Wenn eine passende Besetzung stattfindet („Verwirklichung des intentionalen Programms"), dann erfolgt ein negatives Feedback an die Präsynapse, sodass die Informationsübertragung vorübergehend abgestellt wird. Gleichzeitig wird diese „Erfahrung" durch die Besetzung von postsynaptischen Rezeptoren durch NT zu anderen Zellen der glia-neuronalen Netzwerke weitergeleitet („Informationsübertragung"). Nun kann der synaptische Verhaltenszyklus erneut beginnen (Abb. 21).

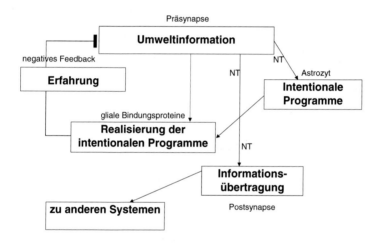

Abb. 21. Biokybernetisches Modell einer tripartiten Synapse (Mitterauer, 2004). Die Produktion von Neurotransmittern (NT) in der Präsynapse kommt einer „Umweltinformation" gleich, wobei die Expression des glialen Bindungsproteins (glBP) im Astrozyt stimuliert wird. Gliale Bindungsproteine könnten „intentionale Programme" verkörpern, welche durch eine passende Besetzung mit Neurotransmittern realisiert werden („Realisierung intentionaler Programme"). Wenn eine passende Besetzung erfolgt, dann kommt es zu einem negativen Feedback dieser „Erfahrung" zur Präsynapse. Gleichzeitig wird diese synaptische Erfahrung durch die Besetzung der postsynaptischen Rezeptoren an andere Systeme weitergeleitet („Informationsübertragung").

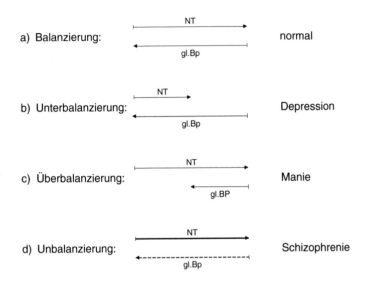

Abb. 22. Balanzierung, Imbalanzierung und Unbalanzierung zwischen Neurotransmitter (NT) und den glialen Bindungsproteinen (gl.BP). Ist die Konzentration der NT für die Besetzung der gl.BP passend, so ist das synaptische System balanziert (a). Im Falle einer Überproduktion des gl.BP ist die Menge der NT zu gering, so dass das synaptische System unterbalanziert ist (b). Dieser Systemzustand dürfte für die Depression verantwortlich sein. Ist hingegen die Konzentration vom gl.BP im synaptischen Spalt zu niedrig, so ist das synaptische System überbalanziert, was in der Manie der Fall sein könnte. Angenommen, dass im synaptischen Spalt kein funktionsfähiges glBP vorhanden ist (gestrichelter Pfeil), dann ist das System völlig unbalanziert. Ein derartiger synaptischer Systemzustand dürfte für die Pathophysiologie der Schizophrenie verantwortlich sein.

Die Interaktion zwischen Neurotransmittern und glialen Bindungsproteinen kann systemtheoretisch (Günther, 1963) als balanziert, unterbalanziert, überbalanziert oder sogar unbalanziert interpretiert werden. Formal ausgedrückt, wenn die Variablen (Bindungsproteine) die Werte (Neurotransmitter), welche im System vorhanden sind, dominieren, dann ist das System unterbalanziert. Dies dürfte bei der Depression der Fall sein. Gegenteil verhält es sich, wenn die Werte (Neurotransmitter) die Variablen (Bindungsproteine) dominieren, dann ist das System überbalanziert, was in der Manie zutreffen dürfte (Mitterauer, 2004). Wenn nun überhaupt keine passenden Variablen (Bindungsproteine) vorhanden sind, dann ist das System völlig unbalanziert. Ein derartiger synaptischer Zustand könnte für die Pathophysilogie der Schizophrenie wesentlich verantwortlich sein (Abb. 22).

Ich werde nun die Imbalanzen in tripartiten Synapsen, welche für Depression, Manie und Schizophrenie ursächlich sein könnten, näher beschreiben und die Hauptsymptome dieser Störungen davon ableiten. Bezüglich der Diskussion der Literatur erlaube ich mir jedoch auf meine einschlägigen Studien hinzuweisen (Mitterauer, 2003 a, 2004, 2005 a, b, 2006 b).

Depression

Wie könnten unterbalanzierte tripartite Synapsen eine Depression verursachen? In anderen Worten: Können die Hauptsymptome der Depression als eine Störung der glia-neuronalen Interaktion in tripartiten Synapsen bezogen auf die diversen Neurotransmittertypen erklärt werden? Nehmen wir als Beispiel eine cholinerge tripartite Synapse, welche unterbalanziert ist (Abb. 23).

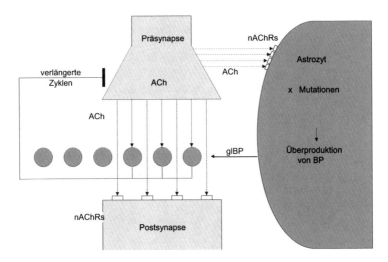

Abb. 23. Unterbalanzierte cholinerge tripartite Synapse (Mitterauer, 2004). Mutationen (x) in Genen, die gliales Bindungsprotein (glBP) exprimieren führen zu einer Überproduktion von glBP (dicker Pfeil). Dadurch kommt es zu einer Überflutung von glBP in den synaptischen Spalt. Die Konzentration von Azetylcholin (ACh) zur Besetzung von glBP ist daher insuffizient. Dasselbe geschieht an den nikotin-azetylcholin Rezeptoren (nAChRs) am Astrozyten (gestrichelte Linie). Dieser relative Mangel von ACh führt nicht nur zu einer Unteraktivierung der glialen nAChRs, sondern auch der postsynaptischen Rezeptoren. Dadurch ist das negative Feedback dieser synaptischen Imbalanz verzögert, womit verlängerte Zyklen einhergehen (Mitterauer, 2004).

Angenommen, dass Gene, die die Exprimierung von glialen Bindungs-proteinen leisten, spontan oder durch äußere Einflüsse (Stress etc.) mutiert sind, sodass sie vermehrt gliale Bindungsproteine produzieren, dann führt dieser Überschuss an glialen Bindungsproteinen zu einer Verminderung der Acetylcholinmenge in der Synapse. Dieser relative Mangel an Acetyl-cholin bringt wiederum eine Unteraktivierung sowohl der Acetylcholin-rezeptoren am Astrozyten als auch der postsynaptischen Rezeptoren mit sich. Diese Imbalanz der synaptischen glia-neuronalen Interaktion dürfte die Informationsverarbeitung verzögern, sodass die Verhaltenszyklen ver-langsamt sind. Ein derartiger pathophysiologischer Mechanismus könnte für die psychomotorische Retardation depressiver Patienten verantwortlich sein, wobei die Phänomenologie von den betreffenden Neurotransmittern bzw. den Hirnregionen abhängt.

Wie bereits ausgeführt, könnten gliale Bindungsproteine intentionale Programme verkörpern, die nach ihrer Verwirklichung durch die Beset-zung von Neurotransmittern streben. So gesehen kann eine unterbalan-zierte tripartite Synapse als *hyperintentional* charakterisiert werden. Hier sehe ich eine mögliche pathophysiologische Erklärung für die „hohen Zie-le" (Bibring, 1953), welche so gut wie alle Depressiven – mehr oder weni-ger bewusst – verfolgen und unter deren Nichtmachbarkeit sie existentiell leiden. Betrachtet man fernerhin die verzögerte und eingeschränkte Infor-mationsverarbeitung in unterbalanzierten tripartiten Synapsen, so könnte sich diese Störung in Form von Insuffizienzgefühlen auf der Verhaltens-ebene äußern. Diese synaptische Unterbalanzierung könnte aber auch für die Biorhythmusstörung, ein Kernsymptom der Depression, verantwort-lich sein. Biokybernetisch ausgedrückt, bestehen in der Depression Störun-gen im synaptischen Zyklus zwischen glialen „intentionalen" Programmen, präsynaptischer „Umweltinformation" und der negativen „Erfahrung," was die passende Besetzung der Rezeptoren betrifft. Die Folge ist, dass die zeit-lichen grenzensetzenden Feedbackmechanismen in deren Funktion beein-trächtigt sind.

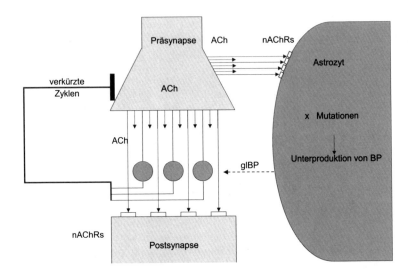

Abb. 24. Überbalanzierte cholinerge tripartite Synapse (Mitterauer, 2004). Hier hat sich das Szenario aus Abb. 23 (Depression) umgekehrt. Die Unterproduktion von glialem Bindungsprotein (glBP) (gestrichelte Linie) wird durch Mutationen (X) in Genen verursacht, die glBP exprimieren. Dadurch entsteht ein Überschuss an Azetylcholin (ACh) relativ zu glBP. Gleichzeitig werden die glialen nikotin-azetylcholin Rezeptoren (nAChRs) mit ACh überflutet. Diese Überflutung dürfte auch den negativen Feedbackmechanismus (dicke Linie) beeinflussen, indem es zu verkürzten Zyklen der Informationsverarbeitung kommt (Mitterauer, 2004).

Manie

Wie bereits beschrieben, kann eine tripartite Synapse überbalanziert sein, wenn zu wenig gliale Bindungsproteine produziert werden, was dann auf der Verhaltensebene als Manie in Erscheinung treten dürfte. Abbildung 24 zeigt ein schematisches Diagramm einer überbalanzierten cholinergen Synapse. Dieser Zustand dürfe durch Mutationen in Genen, die zu wenig gliale Bindungsproteine exprimieren, verursacht sein. Wie bei der Depression können diese Mutationen spontan oder stressbedingt auftreten. Durch die herabgesetzte Produktion von glialen Bindungsproteinen kommt es zu einem Überschuss an Neurotransmittern. Dadurch werden die glialen Rezeptoren gleichsam mit Neurotransmittern überflutet. Diese Überflutung dürfte den negativen Feedbackmechanismus in dem Sinne beeinflussen, dass die Zyklen der Informationsverarbeitung erheblich verkürzt sind. Da die glialen intentionalen Programme, verkörpert durch gliale Bindungsproteine, unmittelbar realisierbar sind, was der Patient als ein „alles ist passend" erlebt, ist ein manischer Patient in Wirklichkeit *hypointentional*.

Abhängig von den betroffenen Neurotransmittertypen und den Hirnarealen, könnte diese synaptische Überbalanzierung eine mögliche Pathophsyiologie darstellen, welche den manischen Symptomen wie Euphorie und Allmachtsgefühle zugrunde liegt. Andererseits könnten die raschen bzw. gesteigerten synaptischen Zyklen die manische Ablenkbarkeit, Ideenflucht, Überaktivität sowie Biorhythmusstörungen, vor allem die Schlaflosigkeit, erklären.

Die nicht seltenen manisch-depressiven Mischzustände könnten dadurch entstehen, dass tripartite Synapsen in bestimmten Hirnregionen überbalanziert, in anderen hingegen unterbalanziert sind (Mitterauer, 2004, 2006 b).

Schizophrenie

Ich will nun zu erklären versuchen, wie unbalanzierte tripartite Synapsen für die Hauptsymptome der Schizophrenie verantwortlich sein könnten. Wenn wir davon ausgehen, dass Mutationen in den Astrozyten zur Produktion nichtfunktionierender glialer Bindungsproteine in den synaptischen Spalt führen, dann sind die betroffenen Synapsen unbalanziert, denn es fehlen die Substanzen (gliale Bindungsproteine) zur Besetzung mit den passenden Neurotransmittern.

Abbildung 25 gibt die schematische Darstellung einer unbalanzierten tripartiten Synapse wieder. Wie bereits ausgeführt, sind Genmutationen für die Produktion „chimerischer" bzw. nichtfunktionsfähiger glialer Bindungsproteine verantwortlich, sodass deren Besetzung mit Neurotransmittern nicht möglich ist. Daher werden die postsynaptischen Rezeptoren mit Neurotransmittern überflutet. Gleichzeitig erfolgt jedoch die Besetzung glialer Rezeptoren mit Neurotransmittern, wodurch die Produktion von nichtfunktionsfähigen glialen Bindungsproteinen zwar permanent aktiviert wird, jedoch ohne positiven Effekt. Denn diese glialen Bindungsproteine können nicht mit Neurotransmittern besetzt werden. Entscheidend ist nun, dass ein negatives Feedback des glialen Systems an der Präsynapse nicht möglich ist, sodass eine ununterbrochene Neurotransmission bzw. Informationsüberflutung erfolgt. Diese Synapsen sind daher völlig unbalanziert. Wenn nicht nur die glialen Bindungsproteine, sondern auch die glialen Rezeptoren von diesen Mutationen betroffen sind, dann bricht die glia-neuronale Interaktion überhaupt zusammen. Abhängig von den betroffenen Hirnregionen zeigt sich klinisch eine schwere psychobiologische Störung wie etwa ein katatoner Stupor.

Interpretiert als elementarer Verhaltenszyklus verkörpern die glialen Bindungsproteine ein intentionales Programm, das nach Realisierung durch die Besetzung mit Neurotransmittern strebt. In einer unbalanzierten tripartiten Synapse sind die glialen Bindungsproteine jedoch unfähig, sich durch Neurotransmitter besetzen zu lassen, sodass das intentionale Programm nicht machbar ist. Da auch kein negatives Feedback erfolgen kann, ist eine Objekt-bezogene Erfahrung unmöglich. Man kann auch sagen, dass das Verhalten des Systems von einer Informationsüberflutung „besessen" ist (Abb. 26). Unbalanzierte tripartite Synapsen kann man als „*dysintentional*" charakterisieren, weil die intentionalen Programme nicht machbar sind.

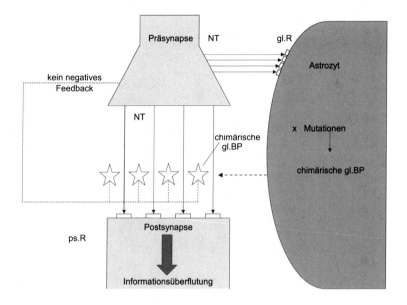

Abb. 25. Unbalanzierte tripartite Synapse (Mitterauer, 2005a). Mutationen in Genen, die gliales Bindungsprotein (gl.BP) exprimieren bzw. Mutationen, welche den Splicingmechanismus determinieren, führen zu chimärischen oder „gestutzten" gl.BP (Sterne). Solch ein nichtfunktionierendes gl.BP kann nicht mit Neurotransmittern (NT) besetzt werden. Dadurch werden die postsynaptischen Rezeptoren (ps.R) mit NT überflutet. Gleichzeitig werden die glialen Rezeptoren (gl.R) mit NT besetzt, wodurch die Produktion von funktionsunfähigen gl. BP aktiviert wird. Das Ergebnis ist, dass kein negatives Feedback des glialen Systems an der Präsynapse erfolgen kann.

Nehmen wir also an, dass gliale Bindungsproteine bzw. gliale Rezeptoren nicht mit Neurotransmittern besetzt werden können, sodass – zumindest lokal – die Neurotransmission nicht unterbrochen wird. Daraus folgt, dass weder erregende noch hemmende Neurotransmitter in wohldefinierten raum-zeitlichen Funktionseinheiten operieren, da sich die vielörtliche Architektur bzw. der Aufbau in Kompartmente des Gehirns gleichsam aufgelöst hat. Das Gehirn ist – zumindest teilweise – durch den Verlust der glialen raum-zeitlichen grenzensetzenden Funktion „kompartmentlos" geworden. Dieser Verlust der glialen grenzensetzenden Funktion in triparti-

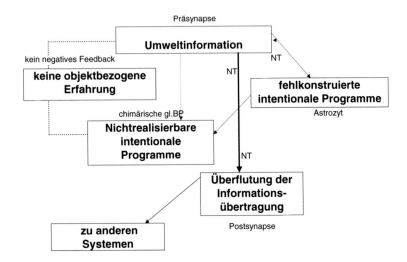

Abb. 26. Verhaltensmodell der „fehlkonstruierten" und nicht realisierbaren intentionalen Programme in einer unbalanzierten tripartiten Synapse (Mitterauer, 2005a). Eine Umweltinformation (Präsynapse) aktiviert
(NT) intentionale Programme (gl.BP) in Astrozyten. Aufgrund nichtfunktionierender glBP sind diese intentionalen Programme jedoch „fehlkon-
struiert". Gl.BP können mit NT nicht besetzt werden, sodass die intentionalen Programme nicht realisierbar sind. Da kein negatives Feedback erfolgen kann, besteht keine objektbezogene Erfahrung. Auf diese Weise wird
die Postsynapse permanent durch NT aktiviert, was zu einer Informationsüberflutung der Informationsübertragung zu anderen Systemen führt.

ten Synapsen führt zu einer Generalisierung der Informationsverarbeitung
in glia-neuronalen Netzwerken, welcher in Abb. 27 schematisch dargestellt
ist.

Die Astrozyten (ACI; ACJ) von Kompartment X und Kompartment Y
produzieren nichtfunktionsfähige gliale Bindungsproteine (*) in den synaptischen Spalt, sodass die Glia die neuronale Informationsverarbeitung
nicht beeinflussen kann. Diese genetisch determinierte Störung führt zu
einem „kompartmentlosen" neuronalen Netzwerk, dargestellt als Graph,
bestehend aus acht Neuronen ($N_1 - N_8$) und 28 Verbindungslinien (nach
der Formel: n/2 (n-1). Solch ein Gehirn ist unfähig, die Umweltinformation zu strukturieren. Wenngleich auch das neuronale Netzwerk per se aus
Kompartmenten besteht, so haben diese zwar eine funktionelle, jedoch

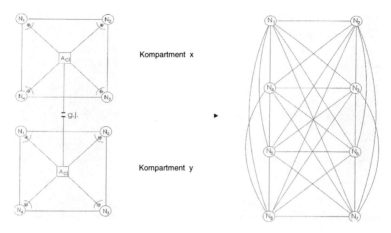

Kompartment x

Kompartment y

"kompartmentloses" neuronales Netzwerk

Abb. 27. Verlust der glialen Grenzen setzenden Funktion und Generalisierung der neuronalen Informationsübertragung (Mitterauer, 2003a). Die Astrozyten ($Ac_{i,j}$) sind unfähig, die Neuronen in den Kompartmenten (X, Y) zu aktivieren. Sie können daher die Neurotransmission in den Synapsen nicht beeinflussen (∗). Dieser Verlust der glialen grenzensetzenden Funktion führt zu einem „kompartmentlosen" neuronalen Netzwerk, in dem alle Neuronen untereinander verbunden sind.

keine informationsstrukturierende Aufgabe vergleichbar der glialen grenzensetzenden Funktion. Diese gliale Informationsstrukturierung benötigen wir jedoch für die Erkennung qualitativer Unterschiede von Objekten und Individuen in unserer Umwelt. Eine derartige Fähigkeit dürfte bei schizophrenen Patienten verlorengegangen sein, wir sprechen daher von einem Verlust der begrifflichen Grenzen in der Schizophrenie.

In Tabelle 11 sind die Hauptsymptome der Schizophrenie (Amerikanische Psychiatrische Vereinigung, 1998) aufgelistet, welche auf einen Verlust der begrifflichen Grenzen zurückzuführen sein dürften. Diese Störung kann die kognitiven Prozesse, wie das Denken, betreffen. Wenn ein schizophrener Patient unfähig ist, begriffliche Grenzen zwischen Gedanken oder Ideen mit unterschiedlicher Bedeutung zu setzen, dann entstehen unverständliche Wortkonstruktionen (Neologismen) oder unzusammenhängende Sätze, was für bestimmte Formen der Schizophrenie typisch ist und Denkstörung genannt wird.

Tabelle 11. Interpretation der schizophrenen Hauptsymptomatik.

Verlust der Grenzen	Symptome
Begrifflich	Denkstörung
Ontologisch	Wahnideen
Perzeptiv	Halluzinationen
Motorisch	katatone Symptome
Emotional	Affektverflachung

Unter einem ontologischen Gesichtspunkt sind Wahnideen wiederum die Folge eines Verlustes der Grenzen zwischen dem Selbst und den Anderen. Wir definieren dabei das Selbst als ein lebendes System mit der Fähigkeit zur Selbstbeobachtung (Mitterauer und Pritz, 1978). Man könnte auch sagen, dass unser Gehirn einen eigenständigen Ort der Selbstbeobachtung verkörpert. Alles was im Gehirn eines schizophrenen Patienten geschieht, ist für ihn (sie) Wirklichkeit, weil zwischen der inneren und äußeren Welt nicht unterschieden werden kann. Daher ist es diesen Patienten unmöglich, zwischen sich selbst und den Anderen zu differenzieren. Dieser Verlust der ontologischen Grenzen dürfte zu einer wahnhaften Fehlinterpretation der Realität führen.

Halluzinationen wiederum könnten auf derselben Störung beruhen. Hier sind allerdings vorwiegend die Wahrnehmungssysteme betroffen. Ein schizophrener Patient, der in seinem Kopf die Stimme einer anderen Person hört, ist absolut überzeugt, dass diese Person nicht nur existiert, sondern auch tatsächlich zu ihm spricht. Dieser Verlust der ontologischen Grenzen oder „Verschmelzung zwischen innen und außen" manifestiert sich in diesem Fall im Gehörsystem. Eine derartige Störung kann jedoch auch in den anderen Wahrnehmungssystemen (Sehsinn, Tastsinn etc.) auftreten.

Wenn der Verlust der Grenzen das motorische System betrifft, dann nennen wir diese Störung Katatonie. Hier kann es zu einer Entladung fast aller motorischer Bereiche kommen im Sinne einer motorischen Generalisierung wie Schreien und Toben. Daher kann man auch sagen, dass die Fähigkeit des Gehirns die Informationsverarbeitung zwischen den motorischen Bereichen (Modulen) einzugrenzen, in der Katatonie verloren gegangen ist. Weitere typische Symptome der katatonen Schizophrenie sind automatische motorische Abläufe im Sinne von Sterotypien (Grimassieren etc.) sowie eine absolute Bewegungslosigkeit, Stupor genannt.

Als sogenanntes negatives Symptom der Schizophrenie sei beispielhaft die Affektverflachung angeführt. Dieses Symptom kann ebenfalls als Verlust der glialen grenzensetzenden Funktion des Gehirns erklärt werden. Denn in der Affektverflachung können die unterschiedlichen affektiven bzw. emotionalen Qualitäten im Gehirn nicht mehr erzeugt werden, sodass die Kommunikation von Gefühlen stark beeinträchtigt ist.

Schizophrene Wahnideen und Träume

Da in der Therapie nach dem Volitronics-Prinzip die Analyse von Träumen eine wichtige Funktion hat, stellt sich auch die viel diskutierte Frage, wo die Verwandtschaft zwischen Wahnideen und Träumen liegen könnte. Legen wir dieser Frage mein „gliazentriertes" Hirnmodell zugrunde, so lässt sich zeigen, dass die Glia bei der Entstehung von Wahnideen und von Träumen eine vergleichbare Funktion haben könnte. Einer meiner Patienten sagte spontan zu mir: „Schizophrenie ist träumen, das ist alles." Ich möchte nun kurz zu erklären versuchen, dass dieser Patient Recht haben könnte, was den gemeinsamen Entstehungsmechanismus von Wahnideen und bestimmten Formen von Träumen betrifft.

Trotz Fortschritten in der biologischen Schlaf- bzw. Traumforschung ist diese bis jetzt so gut wie immer an den neuronalen Systemen des Gehirns orientiert (Hobson, 2005). Die derzeitigen Hypothesen oder Theorien über die glia-neuronale Interaktion können jedoch weiterreichende Erklärungsmodelle bieten, was die Entstehung von Träumen betrifft.

Hier möchte ich mich auf als unwirklich erlebte Trauminhalte und Szenarien konzentrieren. Unwirkliche Träume kann man als Trauminhalte, welche im Wachzustand nicht machbar sind, definieren. Sie werden daher oft mit Wahnideen und Halluzinationen verglichen. Ich nehme nun an, dass derselbe Mechanismus bei der Erzeugung von unwirklichen Träumen und schizophrenen Wahnideen am Werke sein könnte.

Geht man davon aus, dass die Astrozyten die Informationsverarbeitung in tripartiten Synapsen normalerweise laufend unterbrechen und dadurch eine zeitlich-grenzensetzende Funktion ausüben, so leistet dieser elementare Mechanismus eine Informationsstrukturierung und gleichzeitig die Aufrechterhaltung der räumlichen Organisation des Gehirns in Form von neuronalen Kompartmenten. Wie bereits ausgeführt, geht in der Schizophrenie diese gliale grenzensetzende Funktion verloren, sodass es nicht nur zu einer Generalisierung der Informationsverarbeitung im Gehirn kommt, sondern sich auch die Grenzen auflösen. Auf diese Weise ist der (die) Schizophrene unfähig zu überprüfen, ob seine (ihre) Wahnideen der Wirklichkeit in der Umwelt entsprechen.

Oft sind die Inhalte von unwirklichen Träumen Wahnideen vergleichbar. Beispielsweise der Traum, aus eigener Kraft (durch Schlagen mit den Armen) fliegen zu können. Einer meiner Patienten fliegt seit Jahren innerhalb von Minuten von Österreich nach Indien und wieder zurück. Der

Unterschied zum Träumer ist jedoch, dass dieser im Wachzustand sofort die Machbarkeit seines Traumes überprüfen kann, wozu hingegen der Schizophrene unfähig ist, weil es sich um Wahnideen handelt.

Wir sind davon ausgegangen, dass unsere intentionalen Programme laufend in den glialen Netzwerken (Syncytien) erzeugt werden und ihre Realisierung in den neuronalen Netzwerken via Wahrnehmung und Bewegung ganz entscheidend ist. In den Träumen haben wir die Möglichkeit unsere Intentionen in den verschiedensten Szenarien durchzuspielen, unabhängig von deren Machbarkeit, weil ja die Wahrnehmungssysteme im Schlaf weitgehend abgeschaltet sind. Für unwirkliche Träume ist es nun typisch, dass Objekte oder Individuen (Tiere, Menschen) der Alltagswirklichkeit gleichsam verschmelzen können, sodass unheimliche Traumfiguren und Traumbilder im Sinne eines Verlustes der begrifflichen bzw. ontologischen Grenzen entstehen. Es könnte daher derselbe gliale Mechanismus, welcher für Wahnideen verantwortlich sein dürfte, auch für die Entstehung – zumindest von unwirklichen – Träumen gelten. Der wesentliche Unterschied dürfte jedoch darin bestehen, dass die Schizophrenie aus einem chronischen pathologischen Prozess resultiert, die Träume hingegen Ausdruck eines physiologischen zirkardianen Prozesses unseres Verhaltens sind, die uns die Möglichkeit geben, unsere unbewussten Intentionen auszuagieren, ohne unter dem Druck der Machbarkeit zu stehen. Diese Überlegungen sind ein weiteres Argument, dass die Traumanalyse für die Therapien nach dem Volitronics-Prinzip von besonderer Bedeutung ist.

Zusammenfassend lässt sich die elementare Funktion der Glia insbesondere der Astrozyten im Traum so beschreiben: Die Astrozyten stellen vorübergehend (entsprechend den hypothalamischen zirkardianen Rhythmen) die Interaktion mit dem neuronalen System in tripartiten Synapsen ab. Dieser Mechanismus ist mit jenem vergleichbar, den wir für die Schizophrenie vorgeschlagen haben. Die Erzeugung von intentionalen Programmen in den glialen Netzwerken (Syncytia) setzt sich jedoch im Traum nicht nur fort, sondern dominiert sogar das Bewusstsein.

Entwurf einer Kybernetik des Unbewussten

„Es gibt nichts, wogegen die Psychoanalytiker von heute eine größere Abneigung haben als gegen das Unbewusste, denn sie wissen nicht, wo sie es einordnen sollen" (Lacan, 1966).

Allgemeine Betrachtungen

Das Ziel dieser Studie ist es, eine Dialektik des Primärprozesses (Primärvorganges) zu erarbeiten. Freud hat in seiner Analyse des Unbewussten entdeckt, dass die Inhalte und Produkte des Unbewussten sich nach vollkommen anderen Gesetzen entwickeln als die des Bewussten, welche logisch sind. Diese beiden grundsätzlich verschiedenen seelischen Prozesse nannte er Primärversorgung und Sekundärvorgang. Obwohl Freud – im Gegensatz zu anderen theoretischen Formulierungen – das Grundkonzept des Primär- bzw. Sekundärprozesses einheitlich durch alle seine Arbeiten hindurch bestehen lässt, wird gerade der Begriff „Primärprozess" heutzutage sehr unterschiedlich gebraucht.

Es ist eine allgemein erkannte Tatsache, dass man im logischen Verständnis dieses, das Unbewusste determinierenden Primärprozesses seit Freud keinen Schritt weitergekommen ist. Auch Ende der Sechzigerjahre (Gill, 1967; Holt, 1967; Noy, 1969) gestartete Versuche, den Primärprozess mit informationstheoretischen Mitteln zu erklären, haben aus logischer Sicht nichts gebracht. Man ist daher gut beraten, eine logische Studie des Primärprozesses vorwiegend auf Freudschen Gedankengängen basieren zu lassen.

Was verstehen wir also unter dem Primärprozess?

Man müsste, wie Schur richtig feststellt, „alle metapsychologischen Gesichtspunkte ausleuchten, um die volle Bedeutung des Begriffes festzustellen. Es überrascht deshalb nicht zu entdecken, dass innerhalb des Gesamtwerkes Sigmund Freuds die Betonung bald auf dem einen, bald auf dem anderen Aspekt des Begriffes liegt, je nachdem, welchen er gerade betrachtet" (Schur, 1973).

1. Vom topischen Gesichtspunkt gesehen charakterisiert der Primärprozess das System „Unbewusst" (der Sekundärvorgang das System „Vorbewusst" – „Bewusst").

2. Unter dem ökonomisch-dynamischen Blickwinkel ist der Primärprozess durch „freiströmende" psychische Energie gekennzeichnet,
   welche ohne Hindernisse von einer Vorstellung zur anderen über-
   geht und nach direkter Befriedigung strebt. Der Primärprozess ope-
   riert nach den drei Hauptmechanismen der Verdichtung, Verschiebung und Symbolbildung.

3. Freud hat den Primärprozess, was den genetischen und den strukturellen (Es-Ich-Überich) metapsychologischen Gesichtspunkt betrifft, nicht weiter ausgearbeitet.

4. Obwohl der Primärprozess mit dem Unbewussten nicht ident zu
   setzen ist, erfährt man von Freud am meisten über seine „Un-
   Logik", wenn er versucht, die Gesetze des Unbewussten zu charakterisieren. In „Das Unbewusste" fasst er die Charaktere des Unbewussten folgendermaßen zusammen:

„Widerspruchslosigkeit, Primärvorgang (Beweglichkeit der Besetzungen),
Zeitlosigkeit und Ersetzung der äußeren Realität durch die psychische ..."
(Freud, 1915).

5. Trotz ständiger Wechselbeziehung zwischen Primärprozess und Sekundärprozess kann man diese beiden Funktionsweisen des psychischen Apparates vollkommen trennen.

Hier hakt unser Ansatz ein. Was nun folgt, ist eine Untersuchung ausschließlich des Primärprozesses. Auf die Beziehung zum Sekundärprozess
wird nur ansatzartig hingewiesen werden. Den Primärprozess vollkommen
getrennt zu betrachten, wurzelt in Freud. Wo aber nehmen wir die Berech-
tigung her, von einer Dialektik des Primärprozesses zu sprechen? Dialektik zwischen Primär- und Sekundärprozess scheint einleuchtend, aber eine
Dialektik des Primärprozesses schlechthin, ist das nicht Unsinn? Diese Herausforderung soll somit voll aufgenommen werden.

Wie schon angedeutet, herrscht für Freud – aus ökonomischer Sicht –
der Primärprozess im Es. Was er 1933 über die Vorgänge im Es beschreibt,
ist für jede logische Studie des Unbewussten von entscheidender Wichtigkeit. „Für die Vorgänge im Es gelten die logischen Denkgesetze nicht, vor
allem nicht *der Satz des Widerspruchs* (meine Hervorhebung). Gegensätzliche Regungen bestehen nebeneinander .... *es gibt im Es nichts, was man
der Negation gleichstellen könnte*, auch nimmt man mit Überraschung die
Ausnahme von dem Satz der Philosophen wahr, dass Raum und Zeit not-
wendige Formen unserer seelischen Akte seien. Im Es findet sich nichts was
der Zeitvorstellung entspricht" (Freud, 1933).

Diese klaren Aussagen des späten Freud über die logische Andersartigkeit des Unbewussten haben in der psychoanalytischen Literatur bezeich-

nenderweise kaum ein Echo gefunden. Obwohl jeder ernstzunehmende Psychoanalytiker aufgrund eigener Erfahrungen die eben zitierten Freud'schen Sätze zum Primärprozess voll unterschreiben muss, sind die logischen Konsequenzen bis heute unverstanden geblieben. Soweit uns bekannt ist, findet sich in der Unzahl psychoanalytischer Literatur über das Unbewusste eine Arbeit von Matte-Blanco (1959), welche aus formallogischer Sicht versucht, zum Verständnis des Unbewussten beizutragen. Dieser Versuch scheiterte jedoch an den vom Autor verwendeten logischen Mitteln (symbolische Logik). Da wir der Überzeugung sind, eine Logik zur Verfügung zu haben, welche dieser „Andersartigkeit" des Primärprozesses gerecht werden könnte, ist es auch möglich, unsere Problemstellung klar darzulegen. In den nun folgenden Abschnitten sollen abrissartig vier Problembereiche behandelt werden.

1. Ein Entwurf der formalen Organisation des Primärprozesses.

2. Ein Entwurf des Primärprozesses unter dem ökonomisch-dynamischen Gesichtspunkt.

3. Ein Entwurf des Primärprozesses unter dem genetischen Gesichtspunkt.

4. Ein Entwurf des Primärprozesses unter dem strukturellen Gesichtspunkt, woraus die Notwendigkeit der Aufrechterhaltung des topischen Gesichtspunktes entwickelt wird.

Ob es gelingen wird den Primärprozess in seiner Autonomie herauszuschälen, hängt unmittelbar mit der Lösung folgender drei Probleme zusammen: wie lässt es sich erklären, dass

a) der Primärprozess die Arbeitsweise des Unbewussten charakterisiert, selbst aber nicht das Unbewusste ist?

b) der Primärprozess nicht nur dem Es, sondern allen drei Instanzen angehört?

c) der Primärprozess nicht ein eingefrorenes infantiles Organisationsmuster verkörpert, sondern sich ständig dialektisch weiterentwickelt?

Der Primärprozess erzeugt Gestalten

Was Max Schur zum Mechanismus der Verdichtung bemerkt, führt sogleich tief in unsere Thematik. „Man könnte diesen Vorgang mit der Aufnahme eines ‚Ultra-Mikrofilms' vergleichen, wobei das Material gleichzeitig in einer Art Code verschlüsselt wird, der allen Gesetzen aristotelischer Logik spottet *und doch gewissen ‚Regeln' folgt*, sodass Freud ihn mit

Hilfe von Schlüssel, die ihm die freie Assoziation und die Erforschung der neurotischen Symptome, Träume, Fehlhandlungen und des Witzes lieferten, dechiffrieren konnte" (Schur, 1973), meine Hervorhebung). Schur umreißt zwar die Problemstellung klar, hat aber – zumindest aus logischer Sicht – keine Lösungen anzubieten.

Ich gehe von der basalen Proposition aus, dass die von Gotthard Günther erdachte transklassische (nicht-aristotelische) Logik die Mittel liefert, mit welchen die „Regeln" des Primärprozesses formal erfasst werden können. Die transklassischen Theorien Günthers sind der erste gelungene Versuch in unserer Geistesgeschichte, die Gesetze der Dialektik formal darzustellen. Günther weist nach, dass alle bisherigen mehrwertigen Logiken letztlich immer in die aristotelische Diathematik vom Sein und Nichts schlechthin münden. Dadurch aber, dass Günther der Mehrwertigkeit eine Mehrörtlichkeit (Polyontologie) zur Verfügung stellt, ist erst die ontologische Grundlage für die der Subjektivität innewohnenden Polythematik geschaffen. Günther zeigt in seinen Arbeiten immer wieder, dass sich die Polyontologie (Mehrörtlichkeit) unabhängig von einer Wertbesetzung (Mehrwertigkeit) nach den Gesetzen der Dialektik entwickeln kann. Ein einzelner nicht wertbesetzter Ort heißt Kenogramm (griechisch: kenos = leer). Diese Kenogramme bilden nach bestimmten Gesetzen (nicht-aristotelischer Provenienz) Gestalten, welche Günther Morphogramme nennt.[1] Diese Morphogramme können zu einer bestimmten Zeit wertbesetzt werden oder auch nicht.

Wir glauben nun, dass sich die Dialektik zwischen Primärprozess und Sekundärprozess genau so verhält, wie die Dialektik zwischen Morphogrammatik und Wertlogik. Das Ziel der vorliegenden Studie ist es aber, den Primärprozess in seiner Morphogrammatik herauszuarbeiten. Wir werden nun die Eigenschaften und „Regeln" der Morphogrammatik – so wie wir diese hier benötigen – darzulegen versuchen. Kaehr drückt präzise aus, was mit Morphogrammatik gemeint ist: „Die Morphogrammatik ist eine negationsinvariante Umformungstheorie" (Kaehr, 1978).

Was heißt das auf den Primärprozess bezogen?

1. Der Primärprozess arbeitet nicht nach einer klassisch-aristotelischen Wertlogik, sondern unterliegt Umformungsgesetzen (=Morphogrammatik), für welche primär die Wertbesetzung keine Rolle spielt.

---

[1] Bezüglich der Gesetzlichkeit der trans-klassischen Strukturbildung muss auf die Primärliteratur verwiesen werden (siehe Literaturnachweis).

2. Auf den Primärprozess bezogen heißt negationsinvariant, dass seine Mechanismen (Verschiebung, Verdichtung, Symbolbildung) einen dialektischen Prozess entwickeln, der durch Bejahung bzw. Verneinung unbeeinflusst bleibt.

Wir erinnern hier an den Freudschen Satz: „Es gibt im Es nichts, was man der Negation gleichstellen könnte ..." (Freud, 1933).

Nach dem Vorbild Günthers, der im „Janusgesicht der Dialektik" viele Gegensätze sieht, versuchen wir einige Gegensätze der Dialektik des Primärprozesses zu gestalten (siehe Günther, 1974). Wir haben vier Schemen entwickelt, die sowohl das dialektische als auch das gestaltbildende (morphogrammatische) Moment des Primärprozesses zeigen sollen. Es wurde bewusst der Weg des Schemas gewählt, weil unter dem Blickwinkel der Morphogrammatik Schema zwar Wertmangel (= Mangel an Kompliziertheit), jedoch potentiellen Strukturreichtum (Zunahme an Komplexität) bedeutet. Ja, „Schema .... betont etwas Abstraktes und Entwurfartiges, einen Beziehungsrahmen anstatt einer inhaltsreichen Struktur" (Paul, 1967).[2]

Es gilt also zu allererst ein Schema zu erstellen, in dem sich der psychische Apparat in seinem primärprozesshaften Beziehungsrahmen zeigt. Hier lauert die Falle, Primärprozess mit Primitivprozess zu verwechseln, wie es im psychoanalytischen Schrifttum nicht selten geschieht. Genau das Gegenteil ist der Fall! Will man ein Thema menschlicher Subjektivität theoretisch weiterentwickeln, so darf man nie am Boden beginnen, sondern auf einer höchst möglichen Abstraktionsebene. Auf den Primärprozess bezogen, der vor allem das Unbewusste beherrscht, heißt das nichts anderes als die Thematik des Bewusstseins voll aufzunehmen. Bewusstsein wiederum ist vom subjektiven Standpunkt Selbst-Reflexion.

Wenn die Hauptaussage dieses Kapitels darin besteht, dass der Primärprozess Gestalten erzeugt, so muss dieses Problem auch der Selbst-Reflexion gestellt werden. Von der Kybernetik haben wir gelernt, dass Bewusstsein nur dann verständlich ist, wenn der Akt der Selbst-Reflexion in der Maschine wiederholbar ist. Hier heißt Wiederholbarkeit Machbarkeit. Scheinbar unerwartet zeichnet sich ein erstes Gesicht der Dialektik des Primärprozesses ab. Besteht die gestaltenbildende (morphogrammatische) Operation des Primärprozesses eigentlich darin, dass die Selbst-Reflexion sich selbst verdinglicht? Wenn wir nicht einem Solipsismus frönen, so ist „Realität Gemeinschaft" (von Foerster, 1973). Die Realität unserer Selbst-Reflexion können wir daher nur in Form von Ich-Du-Beziehungen erfah-

---

[2]Es mag hier von Interesse sein, dass das griechische Wort „Schema" auch „leerer Ort" heißt. Wir scheinen daher gut beraten zu sein, wenn wir die Morphogrammatik als potentiell wertfrei (negationsinvariante Umformungstheorie) in Form von Schemen vortragen.

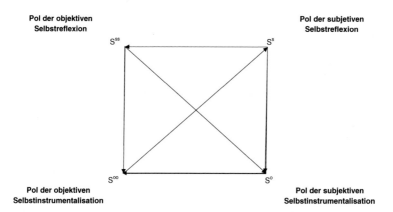

Pol der objektiven
Selbstreflexion
S^{ss}

Pol der subjetiven
Selbstreflexion
S^s

Pol der objektiven
Selbstinstrumentalisation
S^{oo}

Pol der subjektiven
Selbstinstrumentalisation
S^o

Abb. 28. Schema I.

ren. Hier hilft die dialektische Formulierung Günthers zum Thema „Subjektivität" weiter, welche ich nochmals in Erinnerung rufe:

„Subjektivität ist ein Phänomen, das sich über die dialektische Antithese des Ich als subjektives Subjekt und des Du als objektives Subjekt verteilt; beide haben eine gemeinsam vermittelnde Umwelt" (Günther, 1976, meine Übersetzung). Kurzum, wir haben ein Schema zu erstellen, welches einerseits die Selbst-Reflexion als Ich-Du-Beziehung dialektisch aufzeigt, andererseits aber den Mechanismus des Primärprozesses in seiner Gestalt erzeugenden Funktion berücksichtigt.[3]

Schema I (Abb. 28) stellt sich daher als Dialektik zwischen Selbst-Reflexion und Selbst-Instrumentalisation (= Selbst-Objektivation) dar. Bringt man den transklassischen Subjektivitätsbegriff Günthers, der sich dialektisch zwischen Ich- und Du-Subjektivität verteilt, in eine Gestalt des Primärprozesses, so muss sich Selbst-Reflexion und Selbst-Instrumentalisation (Objektivation) sowohl unter dem Ich- als auch unter dem Du-Aspekt dialektisch entwickeln. Wir werden nun den Beziehungsrahmen des Schemas I in acht Punkten charakterisieren:

1. Mit subjektiver Selbst-Reflexion (S^s) und subjektiver Selbst-Instrumentalisation (S^o) werden die Ich-Aspekte einer Ich-Du-Beziehung designiert.

---

[3]Es ist auch ethymologisch gerechtfertigt, Morphogrammatik, Gestaltbildung (Gestellbildung), Schema und Objektivierung in Zusammenhang zu bringen.

2. Objektive Selbst-Reflexion (S^{ss}) und objektive Selbst-Instrumentalisation (S^{oo}) kennzeichnen die Du-Aspekte einer bestimmten Ich-Du-Beziehung.

3. Wir sprechen von vier Polen, um das dialektische Moment zwischen diesen vier Beziehungsorten hervorzuheben.

4. Da der Primärprozess ein Phänomen der Subjektivität ist und subjektive Systeme immer selbstbezogen sind, muss der Beziehungsrahmen von Schema I zyklisch gefasst sein.

5. Die vier Pole (S^s, S^{ss}, S^o, S^{oo}) beziehen sich aufeinander gleichzeitig als (aktive) Relatoren und als (passive) Relata. Das heißt: jeder Pol ist gleichzeitig Relator und Relatum.

6. Bei den Selbst-Reflexionspolen (S^s, S^{ss}) überwiegen die aktiven Beziehungsstile ($\Rightarrow$, $\leftarrow$), die Selbst-Instrumentalisationspole hingegen sind durch zwei passive ($\Leftarrow$) und einen aktiven Beziehungsstil ($\rightarrow$) in das Schema I einbezogen.

7. Schema I stellt einen geschlossenen (zyklischen) Beziehungsrahmen dar, Proemialrelation (Günther, 1976) genannt.

8. Es handelt sich also um eine vierstellige (vier Pole) Relation, in der der Wechsel vom Relator zum Relatum zyklisch verläuft. In anderen Worten: was von einem Pol (als Relator) aus gesehen ein Relatum ist, wird in der Beziehung zum nächsten Pol wieder zum Relator und so weiter. Auf Schema I bezogen:

$S^s \rightarrow$, $\quad$ $S^o \rightarrow$, $\quad$ $S^{oo} \rightarrow$, $\quad$ $S^s \rightarrow$; $\quad$ oder:
$S^s \rightarrow$, $\quad$ $S^{ss} \rightarrow$, $\quad$ $S^{oo} \rightarrow$, $\quad$ $S^s \rightarrow$; $\quad$ oder:
$S^s \rightarrow$, $\quad$ $S^{ss} \rightarrow$, $\quad$ $S^o \rightarrow$, $\quad$ $S^{oo} \rightarrow$, $\quad$ S^S.

Ehe wir das Schema I auf die verschiedenen metapsychologischen Gesichtspunkte übertragen, sei noch einmal betont, worin das Primärprozesshafte zu sehen ist.

Freud hat die Dialektik zwischen Primärvorgang und Sekundärvorgang unter anderem auch durch die Konzepte der Sachvorstellung und Wortvorstellung beleuchtet. „ ... die bewusste Vorstellung umfasst die Sachvorstellung plus der zugehörigen Wortvorstellung, *die unbewusste ist die Sachvorstellung allein*" (Freud, 1915).

Wenn wir nun behauptet haben, dass das Wesen des Primärprozesses darin besteht, dass der psychische Apparat die Fähigkeit besitzt, laufend die Vorstellungen der Selbst-Reflexion durch Selbst-Instrumentalisation zu verdinglichen (in Sachen, Dinge zu verwandeln), dann gibt es kein treffenderes Charakteristikum für den Primärprozess als den Freudschen Begriff der Sachvorstellung (oder Dingvorstellung). Dingvorstellung wiederum bedeutet nichts anderes, als dass der Primärprozess auf die Machbarkeit seiner eigenen Reflexionsergebnisse unentwegt ausgerichtet ist.

Wie sind unter dem Gesichtspunkt der Selbst-Machbarkeit des psychischen Apparates die vier Pole von Schema I zu verstehen? Anhand der archaischen Ich-Du-Beziehung zwischen dem Kind und seinen Eltern ist leicht zu klären, welche Funktion die vier Pole in deren dialektischer Wechselbeziehung haben.

In einer früheren Arbeit haben wir zu zeigen versucht, dass die Kind-Mutter-Beziehung von allem Anfang an (das heißt intrauterin) auch gleichzeitig eine Kind-Mutter-Vater-Beziehung ist. In Betonung der bereits pränatal wichtigen Rolle des Vaters sprechen wir von Urtriade (Mitterauer und Pritz, 1981). Diese Dreier-Beziehung spielt sich in einer bestimmten Umwelt (= Welt der Dinge) ab. Daher hat jedwedes Modell eines psychischen Apparates diese Dreier-Beziehung auf eine Welt der Dinge hin darzustellen.

Am Kind-Eltern-Umwelt-Paradigma lässt sich Schema I ganz konkret interpretieren:

1. Die archaische Ich-Du-Beziehung zwischen Kind (S^s als subjektives Subjekt) und Mutter (S^o als objektives Subjekt) wird von einem dritten Subjekt (S^{ss}) beobachtet.

2. Vom Standpunkt des Kindes ist die Beziehung zu den Eltern vollkommen selbstbezogen. Dieses soll mit *Pol der subjektiven Selbst-Reflexion* (S^s) ausgedrückt werden.

3. Der Vater ist der Beobachter (S^{ss}) der Kind-Mutter-Beziehung und verleiht dadurch der Selbst-Reflexion (S^s) des Kindes „Objektivitätscharakter." Wir sprechen daher vom *Pol der objektiven Selbst-Reflexion*.

4. Um dialektisch vorzugehen, muss die Kind-Mutter-Beziehung auch gleichzeitig von der Mutter (als Du) aus als Mutter-Kind-Beziehung dargestellt werden.

5. Das Selbstverständnis der Mutter in ihrer Beziehung zum Kind hat instrumentalen Charakter. In anderen Worten: Das Mütterliche jedweder Ich-Du-Beziehung ist vom Thema der Machbarkeit derselben getragen (vergleiche Lichtenstein, 1977). Wir haben dafür den *Pol der subjektiven Selbst-Instrumentalisation* (S^o) eingesetzt.

6. Die Verwirklichung des mütterlichen Selbst-Instrumentalisationsthemas bedeutet Machbarkeit einer bestimmten Ich-Du-Be-

ziehung. Das meinen wir mit dem *Pol der objektiven Selbst-Instru-mentalisation*(= S^{oo}). Das archaische Paradigma dafür ist das Kind im Mutterleib. Der Foetus (Es) verkörpert das Gemachte einer Ich-Du-Beziehung zwischen Mann und Frau.

Der Primärprozess beschreibt also eine Dialektik zwischen Selbst-Reflexion und Selbst-Instrumentalisation (Objektivation), wobei sich Ich-Du-Beziehungen ohne Wertbesetzungen entwickeln können. Dies sei noch einmal betont! In Schema I ist das Freud so imponierende Paradox, dass im Unbewussten „die logischen Denkgesetzte nicht gelten", aufgelöst (Freud, 1933).

Für die „Gedanken" des Primärprozesses ist die klassische Wertlogik uninteressant. In der den Primärprozess bestimmenden transklassischen Logik geht es in erster Linie um ständige Strukturbereicherung. Mit anderen Worten: der Primärprozess erzeugt Gestalten.

Nach diesen, für den Leser sicher nicht einfachen Ausführungen, soll Schema I auf die einzelnen metapsychologischen Gesichtspunkte angewandt werden. Dass dabei der Umfang der Thematik zum Verzicht auf logische und psychoanalytische Details zwingt, scheint einleuchtend zu sein.

Der Primärprozess arbeitet ökonomisch

Es war die Ökonomie des Primärprozesses, welche Freud zeitlebens am meisten beeindruckt hat. In Schema II (Abb. 29), ist der Primärprozess unter dem ökonomischen metapsychologischen Gesichtspunkt in seiner „Ver-Operativität" dargestellt. Hier wird der Beziehungsrahmen des Primärprozesses unter dem Thema der Umformung (Verformung) herauskristallisiert. Es handelt sich also um einen anderen Aspekt des Gestaltbildungsprozesses (Morphogrammatik). Schema II zeigt den Primärprozess in seiner „negationsinvarianten Ökonomie, (die sich) auf die Umformung im Modus der ‚Ver-Operativität' beschränkt" (Kaehr, 1978). Die für uns wichtigen Mechanismen der Ver-Operativität sind Verdrängung, Verdichtung, Verschiebung.

Unter dem ökonomischen Gesichtspunkt haben sich auch die vier Pole von Schema I gewandelt. Subjektive Selbst-Reflexion wird zum Pol des *Wunsches* (Verlangen); objektive Selbst-Reflexion erscheint im Pol der *Aufmerksamkeit* (Vermerken) wieder; subjektive Selbst-Instrumentalisation bildet den Pol der *Verdrängung*; objektive Selbst-Instrumentalisation ist zur *Verdichtung* geworden.

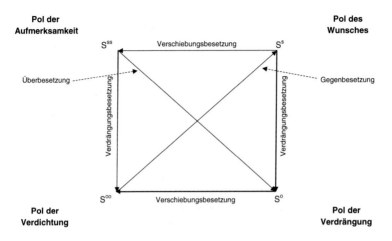

Pol der Aufmerksamkeit

Pol des Wunsches

S^{ss} — Verschiebungsbesetzung — S^s

Überbesetzung ---- Verdrängungsbesetzung

Gegenbesetzung ---- Verdrängungsbesetzung

S^{oo} — Verschiebungsbesetzung — S^o

Pol der Verdichtung

Pol der Verdrängung

Abb. 29. Schema II.

Wir werden nun in vier Punkten die wesentlichen Zusammenhänge des Schemas II aufzählen:

1. Der Pol des Wunsches und der Pol der Aufmerksamkeit sind „gegenbesetzt" ($\rightrightarrows$; $\leftarrow$). Die Pole der Verdrängung und der Verdichtung sind „überbesetzt" ($\leftarrow$, $\rightrightarrows$). Das bedeutet, dass der Wunsch und die Aufmerksamkeit grundsätzlich weniger bewusstseinsfähig sind als das verdrängte beziehungsweise das neurotische Symptom. Aus ökonomischer Sicht zeigt sich daher der Primärprozess nicht als Wunsch, sondern in seinen Produkten – wie etwa als neurotisches Symptom.

2. Die beiden Verdrängungs-Besetzungen haben den Zweck, jegliche Selbst-Reflexionsmöglichkeit (als Wunsch oder Aufmerksamkeit) in unreflektierte Produkte zu verwandeln (zum Beispiel in das neurotische Symptom). Die beiden Verschiebungs-Besetzungen wiederum streben danach, die eigentliche Thematik der Subjektivität als Ich-Wunsch (S^s) und als Ich-Du-Beziehung ($S^s \rightarrow S^o$) in den Themenbereich des Anderen (S^{ss}) und in die Welt der Objekte (S^{oo}) zu ver schieben. Die Traum-Arbeit ist der lebhafte Beweis dafür.

3. Ferner ist die Funktion der Gegenbesetzung und Überbesetzung aus Schema II unschwer abzulesen. Es münden zunächst alle vier

Entwurf einer Kybernetik des Unbewussten

Verdrängungs- und Verschiebungs-Besetzungen in den Pol der Verdichtung (S^{oo}). Nun aber werden die Verdichtungsprodukte weitergeleitet zum Pol des Wunsches. Kurzum: der Wunsch wird durch die Produkte der Ver-Operativität gegenbesetzt. Ohne hier den Begriff des Ich zu Hilfe zu nehmen – wir befinden uns ja auf der ökonomischen Ebene – darf gesagt werden, dass der Hauptzweck der Gegenbesetzung in der Vermeidung des Bewusstwerdens des Wunsches liegt. Die Überbesetzung hingegen – ausgehend vom Pol der Aufmerksamkeit – strebt einen direkten Zugang zum verdrängten Wunsch an. Die Überbesetzung ist jener Mechanismus, der bereits auf der ökonomischen Ebene eine Ich-Leistung vollbringt, indem er die Bewusstwerdung des Verdrängten ermöglicht. Haben wir die Ver-Operativität der Gegenbesetzung mit Vermeiden bezeichnet, so ist die Überbesetzung durch Verstehen zu charakterisieren. Es sei hier nur erwähnt, dass Rapaport den Begriff der Überbesetzung präzisierend durch den der Aufmerksamkeitsbesetzung (attention cathexis) ersetzt (Rapaport, 1967).

4. Was anhand des Schemas II weiter zwanglos erklärt werden kann, sind die Überlegungen Sandlers zum Freudschen Begriff der Wahrnehmungsidentität.

Sandler schreibt: „Freuds meisterhafte Beschreibung der 'Traum-Arbeit' bedarf, so scheint es mir, einer Ergänzung durch den entgegengesetzten, *zentripetalen* Vorgang der Wahrnehmung des Trauminhaltes sowie der unbewussten Rückbesetzung in seine latente Bedeutung, sodass Wunscherfüllung mittels Wahrnehmungsidentität erreicht wird. In einem gewissen Sinne wird hier unbewusste 'Verstehensarbeit' geleistet, die parallel, aber in entgegengesetzter Richtung zu der von Freud beschriebenen Traum-Arbeit verläuft" (Sandler, 1976).

Genau in dieser unbewussten „Verstehensarbeit" des verdrängten Wunsches (Wunscherfüllung durch Wahrnehmungsidentität) besteht das Produktive der Überbesetzung. Die zentripetale (der Traum-Arbeit entgegenläufige) Funktion der Überbesetzung zeigt Schema II ganz deutlich, indem nicht die Wege der Verdrängungsbesetzung beschritten, sondern das gesamte Schema II durchkreuzt wird ($S^{ss} \rightarrow S^{o}$).

Eine auch noch so kurze Abhandlung über den ökonomischen Gesichtspunkt kann nicht beendet werden, ohne zum Konzept der psychischen Energie Stellung zu nehmen. Da eine genaue historische Standortbestimmung des Konzeptes der psychischen Energie in diesem Rahmen unmöglich ist, erlauben wir uns, ausschließlich eigene Überlegungen vorzubringen.

Theoretische Grundlagen

Wenn wir behaupten, dass die Ökonomie des psychischen Apparates auch negationsinvariant verstanden werden kann (also primär nicht der Bewertung unterliegt), so ist das Thema der Quantität im Energiebegriff kurzweg ausradiert. Diese einfache Überlegung wurde unseres Wissens in Ermangelung einer operationsfähigen Logik bisher noch von keinem Psychoanalytiker angestellt.

Wir haben festgestellt: der Primärprozess arbeitet ökonomisch.

Also es geht um die Ökonomie der Arbeit. Jedoch nicht um die Ökonomie irgendeiner Maschine oder eines arbeitenden Menschen, sondern um die Ökonomie der Arbeit des psychischen Apparates. Auf der Suche nach einer Erklärung der psychischen Energie ist es ratsam, Schema II in seiner Ver-Operativität noch einmal unter die Lupe zu nehmen. Es ist klar zu ersehen, dass das Schema II in seiner Beziehungsstruktur nirgendwo über sich hinausweist. Es handelt sich ja – wie schon bemerkt – um eine geschlossene Proemialrelation (Günther, 1976).

Wie sieht nun die Art und Weise dieses Schließens aus?

Kurz gesagt: In der Geschlossenheit des Schemas II sind drei Kreise verborgen:

a) $\quad S^s \rightarrow, \quad S^o \rightarrow, \quad S^{oo} \rightarrow, \quad S^s$

b) $\quad S^s \rightarrow, \quad S^{ss} \rightarrow, \quad S^{oo} \rightarrow, \quad S^s$

c) $\quad S^s \rightarrow, \quad S^{ss} \rightarrow, \quad S^o \rightarrow, \quad S^{oo} \rightarrow S^S$

Gerade dieses zyklische Moment ist es, das die psychische (entquantifizierte) Energie charakterisiert. Ja, der Begriff Energie selbst ist bereits zyklisch (nach rekursiver Logik) gefasst. Energie bedeutet eigentlich: die Arbeit in der Arbeit (griechisch: en = in, ergon = Arbeit).

Diese in Schema II verborgenen drei Kreisgestalten sind unter dem Blickwinkel der Ökonomie drei Operatoren, welche die psychische Energie repräsentieren. Da wir ausdrücklich festgestellt haben, dass die psychische Energie nicht nach einer Quantitätsbewertung arbeitet, so ist zu klären, worin die Ökonomie der psychischen Energie liegen könnte.

Wenn Freud immer wieder auf die Zeitlosigkeit des Primärprozesses hinweist, so können wir ihm vom Standpunkt der Ver-Operativität nur zustimmen. Die Besetzungsvorgänge im Schema II kümmern sich in ihrer Ver-Operativität nirgendwo um die Zeit. Ganz anders verhält es sich jedoch, wenn sich die Ver-Operativität in eine Re-Operativität (Rekursion, Reflexion, Repräsentation etc.) verwandelt. Hier sind die Gestalten Kreise und Kreise „laufen" in der Zeit. Damit ergibt sich folgende völlig neue Einsicht bezüglich der psychischen Energie: Die *Ökonomie der psychischen Energie liegt in der Zeit.*

Somit hat sich Schema I ein zweites Mal verwandelt und stellt sich nun als Schema III in Gestalt dreier Kreise dar.

Der Primärprozess entwickelt sich dialektisch

Wie wir bisher gesehen haben, produziert die Dialektik des Primärprozesses laufend neue Gestalten. Schema III (Abb. 30) soll in erster Linie diese Dialektik unter dem Aspekt der Zeit verständlich machen. Da Dialektik und Zeit Entwicklung konnotieren, sind die folgenden Überlegungen dem genetischen metapsychologischen Gesichtspunkt gewidmet.

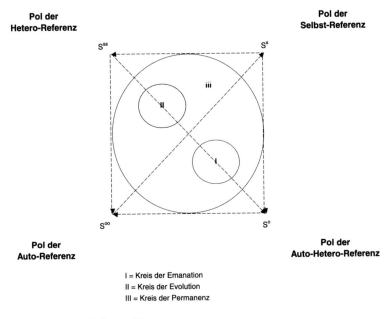

Pol der
Hetero-Referenz

Pol der
Selbst-Referenz

Pol der
Auto-Referenz

Pol der
Auto-Hetero-Referenz

I = Kreis der Emanation
II = Kreis der Evolution
III = Kreis der Permanenz

Abb. 30. Schema III.

Will die wesentliche Hypothese der vorliegenden Arbeit, dass der Primärprozess nach den Gesetzen einer negationsinvarianten (nicht wertbesetzten) Umformungstheorie arbeitet, standhalten, so muss es auch negationsinvariante (wertunabhängige) Zeitkonzeptionen geben. Der hervorragende Kybernetiker Gordon Pask hat es klar ausgesprochen, dass sich „alle wissenschaftlichen Disziplinen in einer metrischen Zeitauffassung festge-

Theoretische Grundlagen

fahren haben. Für sie bedeutet Zeit die Messung eines Punkteintervalles nach den Gesetzen der Newtonschen Physik" (siehe Pask, 1978).

Es ist wiederum die transklassische Logik Günthers, die es ermöglicht – wertunabhängig – die Strukturierung zweier verschiedener Zeitbegriffe formal-logisch zu entwickeln. Wir haben die Art und Weise, in welcher der Primärprozess die Zeit gestaltet, Re-Operativität genannt. Wodurch ist dieser Terminus gerechtfertigt? Re-Operativität ist die Fähigkeit eines Systems sich auf seine früheren Zustände zu beziehen. Dieser Bezug bedeutet nicht nur Referenz, sondern Selbst-Referenz. Selbst-Referenz wiederum ist ein Wesensmerkmal lebender Systeme. Da nun Selbst-Referenz die Gestalt des Kreises impliziert und der Kreis das Wiederholungsprinzip verkörpert, muss man sich überlegen, was Wiederholung eigentlich mit sich bringt. Lichtenstein, der von allen Psychoanalytikern die Zeit am profundesten begreift, schreibt: „Die Idee der Repetition, welche eigentlich *wiederholen* von etwas Vergangenem bedeutet, setzt die Realität der Zeiterfahrung voraus" (Lichtenstein 1974, meine Übersetzung). Damit ist grundsätzlich ausgedrückt, dass der basale Arbeitsmechanismus der Zeit in lebenden Systemen sich als Re-Operativität repräsentiert. Unter dem Aspekt der Re-Operativität haben sich die vier Pole von Schema I in vier Referenzpole verwandelt. Wie ist dies im Einzelnen zu verstehen?

Wir sind mit Günther davon ausgegangen, dass sich das Phänomen der Subjektivität dialektisch zwischen Ich und Du verteilt. Diese Ich-Du-Verteilung findet daher im Schema III als Referenz seinen „polaren" Niederschlag.

1. Bezieht sich die Reflexion eines Subjektes in einer bestimmten Ich-Du-Beziehung rein auf seine eigene Reflexion (Gedanken), so wird dies in Schema III durch den *Pol der Selbst-Referenz* ausgedrückt.

2. Bezieht sich in einer bestimmten Ich-Du-Beziehung die Reflexion eines Subjektes vorwiegend auf die Reflexion (Gedanken) des Anderen, so ist dies durch den *Pol der Hetero-Referenz* dargestellt.

3. Ist in einer bestimmten Ich-Du-Beziehung die Reflexion eines Subjektes gänzlich auf das eigene Dinghafte (Körper) bezogen, so wird dies in Schema III durch den *Pol der Auto-Referenz* charakterisiert.

4. Greift in einer bestimmten Ich-Du-Beziehung das Dinghafte eines Subjektes vorwiegend auf das Dinghafte (Körper) des Anderen zurück, so ist dies durch den *Pol der Auto-Hetero-Referenz* berücksichtigt.

Mit diesen vier neuen Polen hat sich der psychische Apparat seine grundlegende Dialektik zwischen Selbst-Reflexion und Selbst-Instrumentalisation (Selbst-Objektivation) unter dem Blickwinkel der Zeit neu abgesteckt.

Nun aber ist aus Schema III unschwer zu ersehen, dass der Beziehungsrahmen zwischen den vier neuen Polen unverändert geblieben ist – im Sinne einer geschlossenen Proemialrelation. Verfolgt man jedoch den Lauf der Beziehungspfeile ($\rightarrow$), dann stellen sich, wie schon erwähnt, die folgenden drei Kreise dar:

a) $S^s \rightarrow$, $S^o \rightarrow$, $S^{oo} \rightarrow$, S^s (Kreis I)

b) $S^s \rightarrow$, $S^{ss} \rightarrow$, $S^{oo} \rightarrow$, S^s (Kreis II)

c) $S^s \rightarrow$, $S^{ss} \rightarrow$, $S^o \rightarrow$, $S^{oo} \rightarrow S^s$ (Kreis III)

Was ist das Wesentliche dieser drei Kreise?

1. Das Gemeinsame von Kreis I und II besteht darin, dass sie beide zwischen Selbst-Referenz und Auto-Referenz kreisen.

2. Kreis I unterscheidet sich jedoch von Kreis II deutlich. Während Kreis II sich ausschließlich auf das Geistig-Reflektive des Anderen (Hetero-Referenz) beziehen kann, ist Kreis I stets auf die dinghafte Beziehung zum Anderen ausgerichtet. Kreis I und II verkörpern daher zwei grundsätzlich verschiedene Zeitprinzipien. Das Zeitprinzip von Kreis I ist das *emanative*, das von Kreis II das *evolutive*. Günther weist in mehreren Aufsätzen nach, dass sich Evolution und Emanation komplementär entwickeln[4]. Komplementär heißt: „emanative Strukturen lassen sich erst dann darstellen, wenn wir sie von einem schon entwickelten evolutiven Standpunkt aus betrachten" (Günther, 1967).

Die Essenz von Evolution und Emanation hat Günther anlässlich einer Kritik der Kybernetik dargelegt: „ ... die Kybernetik hat auf lebende Systeme in überwältigender Weise vom Blickwinkel der Evolution geblickt, und von da aus gesehen, scheint die Entwicklung dieser Systeme in Richtung höherer und höher integrierter Formen der Einheit zu tendieren .... auf der anderen Seite, betrachtet man das Phänomen Leben als ein Ergebnis der Emanation, so ist genau das Gegenteil der Fall. Emanativ ausgedrückt, scheint die Entwicklung von Systemen immer höherer organischer Komplexität eine Tendenz in Richtung Uneinigkeit und Zerfall zu betonen" (Günther, 1971, meine Übersetzung).

---

[4]Leider ist es in diesem Rahmen nicht möglich, Einzelheiten der transklassischen Logik aufzuzeigen. Ich muss daher auf das philosophische Werk Günthers verweisen (siehe auch Literaturnachweis).

3. Was Kreis III betrifft, so durchläuft er permanent alle vier Pole. Wir charakterisieren ihn durch das Zeitprinzip der *Permanenz* (Mitterauer, 1989). Dieser Kreis der Permanenz garantiert den lebenden Systeme erhaltenden Akt der Selbst-Referenz. Er erzeugt permanent das, was wir seit Freud psychische Energie nennen.

Nun lautet vom genetischen Gesichtspunkt aus die entscheidende Frage: Wie sehen die Produkte aus, die der Primärprozess aus Evolutions- und Emanationsstrukturen entwickelt?

Die Produkte des Primärprozesses (unter dem Blickwinkel der Zeit) sind die Symbole. Und zwar Symbole in psychoanalytischem Sinn. Wir unterschreiben voll den Satz von Mörsch: „Eine allzu große Bereitwilligkeit, psychoanalytische Positionen aufzugeben, um den Anschluss an andere Wissenschaften zu erreichen, zahlt sich auch für die psychoanalytische Lehre vom 'Symbol' nicht aus" (Mörsch, 1976).

Unser anfänglicher Zugang zur Problematik des Primärprozesses, indem wir ihn als wertfreien Gestaltungsprozess im Gegensatz zum wertlogischen Sekundärprozess deklariert haben, hilft uns auch im logischen Verständnis des psychoanalytischen Symbolbegriffes weiter. Es liegt daher nahe, grundsätzlich zwei Gruppen von Symbolen zu unterscheiden, nämlich *Struktur-Symbole* und *Wert-Symbole*.

Ein Wert-Symbol ist irgendetwas, was einen bestimmten Wert repräsentiert. Wert-Symbole sind das, wovon die meisten Symbolstudien handeln. Struktur-Symbole hingegen sind die Produkte des Primärprozesses und sind klar von der Wertsymbolik des Sekundärprozesses zu unterscheiden.

Struktur-Symbole können im Wesentlichen folgendermaßen charakterisiert werden:

1. Struktur-Symbole sind die eigentlichen Produkte des Primärprozesses.

2. Im Struktur-Symbol begegnen sich Evolution und Emanation, das heißt Einheit und Auflösung.

3. Im Struktur-Symbol nimmt die Dialektik des psychischen Apparates Gestalt an. Der Begriff Symbol (griechisch: symbolon = Begegnung) selbst ist dialektisch gefasst.

4. Struktur-Symbole sind Produkte der Selbst-Instrumentalisation des psychischen Apparates.

5. Struktur-Symbole sind keine Endprodukte, sondern Ausdruck der permanenten Umformungsarbeit des Primärprozesses und daher dem Wandel unterworfen.

Was diese fünf Themenbereiche der Struktursymbolik für den psychoanalytischen Symbolbegriff im Einzelnen bedeuten, muss einer eigenen Studie vorbehalten bleiben.

Der Primärprozess entwickelt sich dialektisch. Seine Produkte haben sich in der Dialektik der Zeit zu Gebilden zusammengeworfen (griechisch: syn = zusammen, ballo = werfen), die wir Symbole (Struktur-Symbole) genannt haben. Dieses „zusammen" (griechisch: syn, lateinisch: kon) am Symbolischen zeigt einen neuen Wandel der Operativität des Primärprozesses an. Es ist die „Kon-Operativität" (Kontext, Konplexität, Konzept und so weiter).

Nun sind wir in jenen Bereich eingedrungen, wo der Primärprozess seine Produkte zusammenfasst (konzipiert). Unter der Kon-Operativität wandelt sich Schema I zum dritten Mal nach den Kriterien des strukturellen Zusammenhanges (Kontext).

Der Primärprozess organisiert sich in drei Selbst-Beobachtungsstandorten

Untersucht man den Primärprozess hinsichtlich der Organisation seiner Produkte, so steht zunächst der strukturelle metapsychologische Blickwinkel im Brennpunkt. Dass damit gleichzeitig auch die Topik (unbewusst, vorbewusst, bewusst) des psychischen Apparates ins Treffen kommt, soll ebenfalls demonstriert werden. In Schema IV (Abbildung 31) fasst nun die Kon-Operativität die Selbst-Reflexion und Selbst-Instrumentalisation des psychischen Apparates zu Begriffen zusammen. Die Pole in Schema IV erfassen folgende vier Konzepte:

1. Subjektive Selbst-Reflexion (S^s) kon-zipiert sich als *Idealich*.

2. Objektive Selbst-Reflexion(S^{ss}) kon-zipiert sich als *Überich*.

3. Subjektive Selbst-Instrumentalisation (S^o) kon-zipiert sich als *Ich-ideal*.

4. Objektive Selbst-Instrumentalisation (S^{oo}) kon-zipiert sich als *Es*.

Da die Arbeit „Das Ich-Kreis-Modell" (Mitterauer, 1980) sich vorwiegend mit der Entstehung dieser vier Konzepte auseinandersetzt, darf hier auf weitere Einzelheiten verzichtet werden.

Wenn wir bis jetzt gesehen haben, dass die Kon-Operativität Konzepte schafft, so ist über die Gesetzlichkeit, nach der sie arbeitet, noch so gut wie nichts gesagt. Die Arbeit des Zusammenfassens kann – logisch gesehen – auch als Klassifikationsvorgang bezeichnet werden. Kaehr hilft uns dabei weiter: „Eine transklassische Klassifikationstheorie muss immer

Theoretische Grundlagen

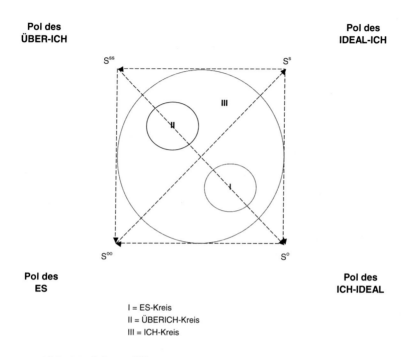

Pol des
ÜBER-ICH

Pol des
IDEAL-ICH

S^{ss} S^s

III

II

I

S^{oo} S^o

Pol des
ES

Pol des
ICH-IDEAL

I = ES-Kreis
II = ÜBERICH-Kreis
III = ICH-Kreis

Abb. 31. Schema IV.

den Standpunkt, von dem aus klassifiziert wird, mit in die Klassifikationstheorie einbeziehen, sie muss Standort- beziehungsweise Kontext-bezogen sein" (Kaehr, 1978).

In Schema IV begegnen wir wiederum den drei Kreisen von Schema III, jedoch nicht mehr in ihrer zeitgebundenen Re-Operativität, sondern als neue Kontext erzeugende Operatoren. Was ist nun die Funktion dieser drei Kontext erzeugenden Operatoren, die mit Es-Ich-Überich-Kreis bezeichnet sind? Wie klassifizieren sie die Produkte des Primärprozesses? Diese Fragen stellen uns scheinbar unerwartet vor die Problematik der psychoanalytischen Klassifikation seelischer Vorgänge in unbewusste, vorbewusste und bewusste. Wir schlagen folgende Lösung vor:

1. Der psychische Apparat hat drei basale Kontexte, die in Schema IV mit Es-Kreis, Überich-Kreis und Ich-Kreis benannt sind.

2. Da es sich um Kreise handelt, also Reflektoren, haben sie Selbst-Beobachtungsfunktionen.

3. Jeder einzelne der drei Kreise erfüllt eine eigene, von den anderen verschiedene Funktion der Kontextherstellung.

4. Das Funktions-Schema jedes der drei Kreise bleibt unverändert (invariant), lediglich die Produkte ändern sich.

5. Der Selbst-Beobachtungsstandort des Es-Kreises ist dadurch gekennzeichnet, dass er von der Selbst-Intrumentalisation ($S^s \rightarrow S^o \rightarrow S^{oo}$) dominiert wird. Mit anderen Worten: das Machbarkeitsthema des psychischen Apparates bleibt unter dem Selbst-Beobachtungsstandort des Es-Kreises weitgehend unreflektiert. *Produkte, die sich im Es-Kreis zusammenfassen, bleiben daher vorwiegend unbewusst.*

6. Der Selbst-Beobachtungsstandort des Überich-Kreises andererseits ist zwar von der Selbst-Reflexionsthematik beherrscht ($S^s \rightarrow S^{ss} \rightarrow S^{oo}$), hat jedoch keine Möglichkeit, die eigentlichen Themen des Es- Kreises (S^o; entspricht in Schema II dem Pol der Verdrängung) mit einzubeziehen. Oder: Im Überich-Kreis richtet der psychische Apparat seine Machbarkeit nach dem Anderen (S^{ss}; entspricht in Schema III dem Pol der Hetero-Referenz) aus, das eigene Selbst-Instrumentalisationsthema (S^o) bleibt weitgehend unreflektiert. Produkte, die sich im Überich-Kreis zusammenfassen, haben zwar leichten Zugang zum Bewusstsein – sind also vorwiegend *vorbewusst* – sagen jedoch über die Es-Kreis-Thematik zu wenig aus.

7. Der Selbst-Beobachtungsstandort des Ich-Kreises schließlich berücksichtigt Selbst-Reflexion und Selbst-Instrumentalisation in gleicher Weise ($S^s \rightarrow S^{ss} \rightarrow S^o \rightarrow S^{oo}$). *Bewusstsein* in psychoanalytischem Sinn besteht daher darin, dass eine bestimmte Ich-Du-Beziehung in ihrer Machbarkeit in Bezug auf sich selbst und auf den Anderen weitgehend reflektiert ist.

Es wäre nun verführerisch, das Es mit dem Unbewussten, das Überich mit dem Vorbewussten und das Ich mit dem Bewussten gleichzusetzen. Dass dies niemals der Fall sein kann, gebieten die Gesetze der Dialektik. Die drei Kreise befinden sich ständig als Reflexions-Operatoren in einem dialektischen Wechselspiel. Es sollte auch in der Psychoanalyse keinen Zweifel mehr darüber geben, dass alle drei Instanzen (Es, Ich, Überich) sowohl unbewusst als auch bewusste (vorbewusste) Inhalte repräsentieren können. Wenn man nun im Es vorwiegend das Unbewusste und im Ich vorwiegend das Bewusste vermutet, so entspricht dies zweifellos der täglichen klinischen Erfahrung des Psychoanalytikers.

Damit sind wir beim topischen metypsychologischen Gesichtspunkt angelangt. An dieser Stelle beugen wir uns der zunehmenden Komplexität, die sich aus Schema I entwickelt hat. Eine abschließende Bemerkung zum gegenwärtigen Streit, ob man auf den topischen metapsychologischen Gesichtspunkt verzichten könne, da die Frage des Bewusstseins strukturtheoretisch ausreichend erklärt sei, kann nicht unterdrückt werden. Zunächst scheint es, als ob wir Gill (1963) Recht geben müssten, wenn er nachzuweisen versucht, dass das Es-Ich-Überich-Modell das psychoanalytische Bewusstseinsproblem ausreichend erkläre. Wären wir auf der Basis einer unser Alltagsbewusstsein bestimmenden zweiwertigen aristotelischen Logik zu unseren Ergebnissen gekommen, so hätte Gill zweifellos recht. Wir sind jedoch vom Primärprozess ausgegangen, haben seine Arbeitsweise nach einer nicht-wertbesetzten Umformungstheorie (Morphogrammatik) untersucht, um schließlich zu zeigen, dass bereits der Primärprozess in einen strukturellen metapsychologischen Gesichtspunkt mündet. Wenn Noy (1969) schreibt: „Der strukturelle Gesichtspunkt ist offen für viele Kontroversen aufgrund der Unklarheit über die exakte funktionelle Stellung des Primärprozesses unter allen synthetischen Funktionen" so glauben wir, ein neues und operationsfähiges Modell des Primärprozesses entwickelt zu haben.

Die Traumanalyse nach dem Volitronics-Prinzip macht sich dieses Modell des Primärprozesses zunutze. Dennoch sind Träume wesentlich auf die Machbarkeit konfliktträchtiger Intentionen ausgerichtet, jedoch ohne Berücksichtigung der Alltagsrealität. Der kybernetische Ansatz erlaubt es formal darzustellen, wie sich subjektive Intentionen unter dem Du-Aspekt ihre Instrumentalisation vorspiegeln.

Der Therapeut hat mit diesem Modell eine formale Grundlage zur Verfügung, nicht nur unbewusste Intentionen zu erkennen, sondern auch deren konfliktträchtige Machbarkeit in Bezug auf die Alltagsrealität zu strukturieren und zu entscheiden.

Literatur

American Psychiatric Association (1998) Diagnostic and statistical manual of mental disorders. American Psychiatric Association, Washington

Araque A, Parpura V, Sanzgiri RP, Haydon PG (1999) Tripartite synapses: glia, the unacknowledged partner. Trends Neurosci 22: 208–214

Araque A, Li N, Doyle RT, Haydon PG (2000) SNARE protein – dependent glutamate release from astrocytes. J Neurosci 20: 666–673

Auld DS, Robitaille R (2003) Glial cells and neurotransmission: an inclusive view of synaptic function. Neuron 40: 389–400

Bennett MR, Hacker PM (2004) Philosophical foundations of neuroscience. Blackwell Publishing, Malden

Bibring E (1953) The mechanism of depression. In: Greenacre P(ed) Affective disorders. Int. University Press, New York, pp 13–28

Charles A, Giaume C (2002) Intercellular calcium waves in astrocytes: underlying mechanisms and functional significance. In: Volterra A, Magistretti PJ, Haydon PG (eds) The tripartite synapse. Glia in synaptic transmission. Oxford, University Press, pp 110–126

Edelmann G (1987) Neural Darwinism: The Theory of Neuronal Group Selection. Science 303: 1144–1146

Elmariah SB, Hughes EG, Oh EJ, Balice-Gordon RJ. (2005) Neurotrophin signaling among neurons and glia during formation of tripartite synapses. Neuron Glia Biol 1: 1–11

Fellin T, Pascual O, Gobbo S et al (2004) Neuronal synchrony mediated by astrocytic glutamate through activation of extrasynaptic NMDA receptors. Neuron 43: 729–743

Foerster H v (1973) On construction a reality. In: Preiser WF (ed), Environmental design research, vol 2. Dowden, Hutchinson and Ross, Stroudsburg, pp 35–46

Freud S (1915) Das Unbewusste. GWX, S Fischer Verlag, Frankfurt/Main, S 263–303

Freud S (1933) Neue Folge der Vorlesungen zur Einführung in die Psychoanalyse. GWXV. S Fischer Verlag, Frankfurt/Main

Giles DE, Shaw BF (1987) Beck's cognitive theory of depression: convergence of constructs. Compr Psychiat 28: 416–427

Gill MM (1963) Topography and systems in psychoanalytic theory. Psychological issues, vol III, mono 10, Int University Press, New York

Gill MM (1967) The primary process. In: Holt R (ed) Motives and thought: psychoanalytic essays in honor of David Rapaport, psychological issues, vol V, mono 18/19, Int University Press, New York

Glucksman ML (2001) The dream: a psychodynamically informative instrument. J Psychother Pract Res 10: 223–230

Günther G (1962) Cybernetic ontology and transjunctional operations. In: Yovits MC, Jacobi GT, Goldstein GD (eds) Self-organizing systems. Spartan Books, Washington pp 313–392

Günther G (1963) Das Bewusstsein der Maschinen. Agis Verlag, Baden-Baden

Günther G (1966) Some remarks on many-valued logic. In: Fogel LJ (ed) On the design of conscious automata. Federal scientific and technical information, Clearinghouse, pp 89–95

Günther G (1967) Logik, Zeit, Emanation, Evolution. In: Brandt L (Hrsg), Westdeutscher Verlag, Köln Opladen

Günther G (1971) Natural numbers in trans-classic systems, part I, Cybernetics 1: 22–33

Günther G (1974) Das Janusgesicht der Dialektik. In: Beyer WR (Hrg) Hegel-Jahrbuch 1974. Pahl-Rugenstein, Köln

Günther G (1976) Cognition and volition. A contribution to a theory of subjectivity. In: Kanitscheider B (Hrsg.), Sprache und Erkenntnis. AMOE, Innsbruck, pp 235–242

Günther G (1980) Martin Heidegger und die Weltgeschichte des Nichts. In: Beiträge zur Grundlegung einer operativen Dialektik. Meiner Verlag, Hamburg, S 260–296

Haydon PG (2001) Glia: listening and talking to the synapse. Nature Rev Neurosci 2: 185–193

Hegel GWF (1952) Phänomenologie des Geistes. Meiner, Hamburg, S 147–148

Hegel GWF (1971) Philosophische Propädeutik. In: Glockner H (Hrg) Sämtliche Werke Band III, Frommann, Stuttgart

Hirrlinger J, Hülsmann S, Kirchhoff F (2004) Astroglial processes show spontaneous motility at active synaptic terminals in situ. Eur. Neurosci. 20: 2235–2239

Hobson JA, Scheibel AB (1980) The brain stem core: sensorimotor integration and behavioral state control. Neurosciences research program. Bulletin, vol 18. The MIT Press

Hobson JA (2005) Sleep is of the brain, by the brain and for the brain. Nature 437: 1254–1256

Holt R (1967) The development of the primary process: a structural view. In: Holt R (ed) Motives and thought: psychoanalytic essays in honor of David Rapaport, Psychol issues vol V, mono 18/19. Int University Press, New York, pp 345–383

Iberall AS, Mc Culloch WS (1969) The organizing principle of complex living systems. J Basic Eng 91: 290–294

Ingvar DH, Franzen G (1974) Distribution of cerebral activity in chronic schizophrenia. Lancet 12: 1484–486

Jung CG (1971) Allgemeine Gesichtspunkte zur Psychologie des Traumes. Gesammelte Werke, Band VIII. Walter Verlag, Olten, S 271–318

Kaehr R (1978) Materialien zur Formalisierung der dialektischen Logik und der Morphogrammatik 1973–1975. In: Günther G (Hrsg): Idee und Grundriss einer nicht-aristotalischen Logik. Meiner, Hamburg S 1–117

Kettenmann H, Ransom BR (eds) (1995) Neuroglia. Oxford University Press, New York

Kilmer WL, Mc Culloch WS, Blum J (1969) A model oft the vertebrate central command system. Int J Man-Machine Studies 1: 279–309

Lacan J (1966) Interview in Lettres francaises 7. 12. 1966

Laming PR, Sykova E, Reichenbach A, Hatton GI, Bauer H (1998) Glial cells: their role in behaviour. Cambridge University Press, Cambridge

Lichtenstein H (1974) Some considerations regarding the phenomenology of the repetition compulsion and the death instinct. The annual of psychoanalysis, vol II. Int University Press, New York, pp 63–84

Lichtenstein H (1977) Identity and sexuality. In: The dilemma of human identity. Jason Aronson, New York, pp 49–122

Martineau M, Baux G, Methet JP (2006) Gliotransmission at central glutamatergic synapses: D-serine on stage. J Physiol 99: 103–110

Matte-Blanco J (1959) Expression in symbolic logic of the characteristics of the system UCS or the logic of the system UCS. Int J Psych Anal 49 : 1–5

Mc Culloch WS (1966) Commentary. In: Thayer L (ed) Communication: theory and research. Thomas Publisher, Springfield (Illinois), pp 13–21

Mitterauer B (1978) Grenzen der Medizin: Gedanken zur Rolle des Orientierungsverhaltens in der Therapeut-Patient-Beziehung. Z f Klin Psych Psychother 26: 46–53

Mitterauer B (1980) Das Ich-Kreis-Modell. In: Caruso I (Hg), Psychoanalyse als Herausforderung. Verband der wissenschaftlichen Gesellschaften Österreichs, Wien

Mitterauer B (1983) Biokybernetik und Psychopathologie. Das holophrene Syndrom als Modell. Springer, Wien New York

Mitterauer B (1988) Computer system for simulating reticular formation operation. US-Patent 4, 783, 741

Mitterauer B (1989) Architektonik. Entwurf einer Metaphysik der Machbarkeit. Brandstätter, Wien

Mitterauer B (1994) Biokybernetik der Depression. Der informierte Arzt, Supplement 18–31

Mitterauer B (1998) An interdisciplinary approach towards a theory of consciousness. BioSystems 45: 99–121

Mitterauer B (2000 a) Zur Pathogenese der Schizophrenie. Neurobiologische Theorien und Hypothesen. Psychopraxis 8: 22–32

Mitterauer B (2000 b) Some principles for conscious robots. J Intelligent Syst 10: 27–56

Mitterauer B (2003 a) The loss of self-boundaries: Towards a neuromolecular theory of schizophrenia. BioSystems 72: 209–215

Mitterauer B (2003 b) An action-oriented theray of depression. http://www.bwwsociety.org/journal/medicinep.htm

Mitterauer B (2004) Imbalance of glial – neuronal interaction in synapses: a possible mechanism of the pathophysiology of bipolar disorder. Neuroscientist 10: 199–206

Mitterauer B (2005 a) Nonfunctional glial proteins in tripartite synapses: a pathophysiological model of schizophrenia. Neuroscientist 11: 192–198

Mitterauer B (2005 b) Verlust der Selbstgrenzen. Entwurf einer interdisziplinären Theorie der Schizophrenie. Springer, Wien New York

Mitterauer B (2005 c) The tripartite synapse: an elementary reflection mechanism. http://www.bwwsociety.org/journal/medicinep.htm.

Mitterauer B (2006 a) Where and how could intentional programs be generated in the brain? A hypothetical model based on glial – neuronal interactions. BioSystems 88:101–112

Mitterauer B (2006 b) Pseudoomnipotence: a model of the manic syndrome. In: New developments in mania research. In: Kotlar MB (ed) Nero developments in mania research. Nova Science Publishers, New York, pp 161–178

Mitterauer B, Pritz WF (1978) The concept of the Self: a theory of self-observation. Int Rev Psycho-Anal 5: 179–188

Mitterauer B, Pritz WF (1981) Entwurf einer Dialektik der pränatalen Kind-Mutter-Beziehung. Zeitschr Klin Psych Psychoth 29: 28–44

Mitterauer B, Leitgeb H, Reitböck H (1996) The neuro-glial synchronization hypothesis. Rec Res Dev Biol Cybernet 1: 137–155

Mitterauer B, Garvin AM, Dirnhofer R (2000) The sudden infant death syndrome (SIDS): a neuro – molecular hypothesis. Neuroscientist 6: 154–158

Mitterauer B, Rothuber H, Bitterlich W, Buschmann W (2006) Index der schizophrenen Dysintentionalität. Psychopraxis 2: 12–17

Mitterauer B, Kopp C (2003) The self-composing brain: towards a glial-neuronal brain theory. Brain Cogn 51: 357–367

Mörsch E (1976) Symbol, Repräsentanz, Primärprozess. Psycho 30: 503–533

Noy P (1969) A revision of the psychoanalytic theory of the primary process. Int J Psycho-Anal 50: 155–178

Parri HR, Gould TM, Grunelli V (2001) Spontaneous astrocytic Ca^2 oscillations in situ drive NMDAR – mediated neuronal excitation. Nat Neurosci 4: 803–812

Pask G (1978) A conversation theoretic approach to social systems. Vortrag am 4. Weltkongress für Kybernetik (Amsterdam)

Paul JH (1967) The concept of schema in memory theory. In: Holt R (ed) Motives and thought: psychoanalytic essays in honor of David Rapaport. Psychol issues, mono 18/19. Int University Press, New York, pp 219–258

Perris C (1990) Cognitive therapy : a promising innovation in the treatment of mental disorders. WPA Bulletin 1: 36–38

Pritz WF, Mitterauer B (1977) The concept of narcissism and organismic selfreference. Int Rev Psycho-Anal 4 : 181–196

Rapaport D (1967) The theory of attention cathexis. In: Gill MM (ed) Collected papers of David Rapaport. Basic Books, New York, pp 778–794

Robertson JM (2002) The astrocentric hypothesis : proposed role of astrocytes in consciousness and memory function. J Physiol 96: 251–255

Sandler J (1976) Träume, unbewusste Phantasien und Wahrnehmungsidentität. Psyche 9: 769–785

Schur M (1973) Das Es und die Regulationsprinzipien des psychischen Geschehens. Conditio humana, Fischer Verlag, Frankfurt/Main

Searle JR (2004) Mind: a brief introduction. University Press, Oxford

Smit AB, Syed NI, Schaap D, van Minnen et al (2001) A glia – derived acetylcholine – binding protein that modulates synaptic transmission. Nature 411: 261–268

Steriade M (1996) Arousal: revisiting the reticular activating system. Science 272: 225–226

Thomä H (2006) Die Psychoanalyse ist eine einzigartige Methode der Erkenntnisgewinnung. Psychologie Heute 8: 40–43

Thomas GG (1982) On permutographs. Supplemente ai Rendiconti del Circulo Matematico di Palermo, Serie II, 2

Thomas GG, Mitterauer B (1989) Computer for simulating complex processes. US Patent, 4, 829,451

Tournell CE, Bergstrom RA, Ferreira A (2006) Progesterone – induced agrin expression in astrocytes modulates glia-neuron interactions leading to synapse formation. Neuroscience 141: 1327–1338

Ullian EM, Sapperstein SK, Cristopherson KS, Barres BA (2001) Control of synapse number by glia. Science 291: 657–661

Vinocur-Fischbein S (2005) Oneiric activity and the analytical process. A semiotic perspective on Willy Baranger's theory of dreams. J Psychoanal 86: 1329–1351

Volterra A, Magistretti P, Haydon PG (2002) The tripartite synapse – glia in synaptic transmission. Oxford University Press, Oxford

Williams JMG (1992) The psychological treatment of depression. Routledge, London New York

Yager J, Giltin MJ (1995) Clinical manifestations of psychiatric disorders. In: Kaplan HT, Sadock BJ (eds) Comprehensive textbook of psychiatry VI, vol I. Williams and Wilkins, Baltimore, pp 637–669

Zogg W (2000) Übersicht über einige Therapien zur Depressionsbehandlung. Therapeutische Rundschau 57: 62–70

Sachverzeichnis

Acetylcholin 97
Affektverflachung 104
Akzeptanz 1, 13, 40, 46, 57, 58
– -manie 57
–, Typ 15
– Verwerfungsfragebogen (AVF) 7, 8,
  9, 15
Ambivalenz, depressive 47
Analyse
– bewusster Alltagsintentionen 39
– des Handlungspotentials 50
Assoziation, freie 37
Astrozyten 70, 71, 72, 73, 75, 81, 97,
  100, 102, 106, 107
Aufmerksamkeit 22, 116, 117
– des Träumers 24
Auto-Hetero-Referenz 121
Auto-Referenz 121, 122

Balanzierung 94
Basistherapie, antidepressive 55
Bewusstseinstheorie 85
Bindungsprotein(e)
–, gliale(s) 71, 73, 92, 93, 94, 97, 99,
  100
–, nichtfunktionierende gliale 100

Circulus diabolicus 54
– der Depression 55
Circulus therapeuticus 56

Denkstörung 104
Depression(en) 54, 66, 91, 94, 95, 96
Dialektik zwischen Akzeptanz und
Verwerfung 15
Dialektisch 124
Du-Aspekt 25
– der Machbarkeit 26

Dysintentional 59, 100
Dysintentionalität 60, 66
–, schizophrene 59, 65

Emanation 123
Emanative 122
Entscheidungs
– -konflikt(e) 1, 38, 40, 41, 46, 47,
  57
– -programm 14, 39
– -prozesse 7
Erfahrung gemeinsamen Handelns 50
Erkennen gemeinsamer
Handlungsschritte 49
Erörterung gemeinsamen Handelns 49
Es 124
– -Kreis 125, 126
Evolution 123
Evolutive 122

Feedback, negatives 93, 102
Feedbackmechanismus(en)
–, negativer 73, 86, 92
–, zeitlich grenzensetzende 97
Freud 108
Funktion
–, gliale raum-zeitliche
  grenzensetzende 100
–, in tripartiten Synapsen, gliale
  zeitlich grenzensetzende 73
–, zeitlich grenzensetzende 74
Funktionseinheit, elementare 89

Gap junctions 70
–, gliale 81
Gebote 51
Geistes- und Gemütskrankheiten 91

Gesichtspunkt
–, ökonomischer 118
–, topischer 108, 110
Gestalten 120
Gestaltung eines eigenen
Handlungsprogrammes 53
Glia 107
– -zellen 70
Gotthard Günther 1, 5, 48, 76, 86, 88,
111, 112, 121, 122
Grundstörung 54, 55, 56

Halluzinationen 104
Hamiltonkreise 76, 79
Handlungspotential 52
– Modifikation 52
– Modifikation durch
Verbote und Gebote 53
Handlungsschritte
–, kommunikative 49
–, selbstbezogene 48, 54
Handlungsstrukturierung durch
Verbote und Gebote 51
Handlungstherapie 2, 48, 51, 54, 55
– der Depression 47
Hauptsymptomatik, schizophrene 104
Hetero-Referenz 121, 122
Hirnmodell
–, gliazentriertes 106
–, polyontologisches 69
Hyperintentional 97
Hyperintentionalität 47
Hypointentional 57, 59

Ich
– Aspekt 25
– Ideal 124
– Kreis 125, 126
Idealich 124
Imbalanz 97
Imbalanzierung 94
Index
– der Dysintentionalität 59, 61, 66
– der schizophrenen Dysintentionali-
tät 60

Informations
– -strukturierung 103
– -übertragung in der Synapse 71
– -verarbeitung 86
Interaktion, glianeuronale 80
Intentionen 5, 6
– Machbarkeit der subjektiven- 39
– nach Prioritäten 39
– unter dem Du-Aspekt 25
–, verdrängte 38

Jung 38

Kenogramm 111
Kompartement(e) 102
– des Gehirns 100
Kybernetik 48, 112, 122
– des Unbewussten 22, 108

Lösung 38, 46

Machbarkeit 5, 74, 80
– der intentionalen Programme 7
–, kommunikative 42, 43, 45
–, objektive 42, 44, 45
–, subjektive 42
– subjektiver Intentionen 89
Machbarkeits
– -analyse 39
– -programm, gemeinsames 46
Manie 58, 94, 95, 99
Maniker 57
Methode 61
Mischzustände, manisch-depressive 99
Modell
–, biokybernetisches 92, 93
– der tripartiten Synapse 70, 71
Modifizierung des
Handlungsstrebens 51
Morphogrammatik 111
Morphogramm 111
Myelinscheiben 81

Negation 109, 112
Negations
– -invariant 119, 120
– -operatoren 76, 79, 81, 82
Negativsprache 75
– Formalismus 76, 82
Neologismen 103
Netzwerk(e), neuronale(s) 70, 79, 82, 88, 102
Neuronen 70
Neurotransmitter (NT) 71, 73, 92, 94, 97, 99, 100
Nichtmachbarkeit 25, 26, 66
–, kommunikative 44
–, objektive 43

Ökonomisch 119
Oligodendrozyten 70, 81
Ordnungsverhältnis 88

Partnertherapie 40
Pathophysiologie 59
– der Schizophrenie 95
Pathophysiologisches Modell 91
Permutationssystem 76
Permutograph 79, 82
Poly
– -ontologie 111
– -tendenz 50
Postsynapse 70
Präsynapse 70, 73
Primärprozess 109, 110, 111, 112, 113, 114, 116, 117, 119, 123, 124, 125, 127
– Dialektik 108, 120
– Ökonomie 116
Primärvorgang 114
Prioritäten 52
– -setzung 40
Produkte, nicht machbare intentionale 37
Proemialrelation 114, 119
Programm(e)
–, gemeinsames intentionales 15
–, gliales intentionales 82

–, intentionale(s) 5, 13, 37, 45, 74, 75, 79, 80, 82, 88, 89, 92, 93, 97, 102, 107
–, nicht funktionierende intentionale 59
–, nicht machbare intentionale 84
Programmierung
–, intentionale 23, 75
–, therapeutische 50, 54, 84
– der Intentionen aus der Traumanalyse 41
Programmverwirklichung, therapeutische 53
Pseudoomnipotence 57
Psychoanalyse 38, 126
Psychodiagnostik 7
Psychotherapie 1, 2

Reflexionsmechanismus, elementarer 85, 87
Relevanzbereiche 15, 21
Rezeptoren
–, gliale 71, 73, 100
–, postsynaptische 71, 73, 93
Roboter 13

Salzburger subjektive Verhaltensanalyse (SSV) 7, 8, 9
Schema 22, 113, 116, 118, 122, 124, 125
Schizophrenie 59, 65, 66, 91, 94, 100, 103, 107
Sekundär
– -prozess 109
– -vorgang 114
Selbstbeobachtungsstandort(e) 124, 126
Selbst
– -erfahrung 47, 49, 50
– -erkenntnis durch Erfahrung 53
– -erkennung 48
– -erörterung 48
– - Instrumentalisation 113, 114, 115, 116, 121, 123, 124
– -instrumentalisierung 23
– -programmierung, kreative 53

– - Referenz 121
– -reflexion 23, 112, 114, 115, 116, 121, 124
– -verständnis 55
– -verwirklichung, kreative 54
Sittencode, moralischer 51
Spalt, synaptischer 70
Spiegelbildung 86
Struktur-Symbole 123
Struktursymbolik 124
Subjektivität 23, 88, 113, 114, 117, 121
– Du- 88, 89, 90
– Funktionseinheit 88
– Ich- 88, 89, 90
Symptom(e)
–, katatone 104
–, neurotische(s) 26, 111
Synapse(n)
–, tripartite 72, 85, 86, 87, 88, 89, 92, 93
–, tripartite überbalanziert 99
–, unbalanzierte tripartite 100, 102
–, unterbalanzierte tripartite 96
Synchronisation 72
Syncyticum 70, 82
–, gliales 81, 88
System
–, gliales 89
–, neuronales 88, 89

Theorie subjektiver Systeme 5
Therapie 59
– der Manie 57
–, kognitive 48
– von Entscheidungsprozessen 15
Tra(e)um(e) 106, 107
Traumanalyse 1, 22, 24, 25, 26, 29, 33, 45, 127
– Beispiele 26
– Diskussion 37
– formales System 23
– Freud'sche 1, 2, 38
– Techniken 38

Überich 124
– -Kreis 125, 126
Umbalanzierung 94
Umtauschverhältnis 88, 89
Unbewusstes 108, 109, 110
Urtriade 115

Venn-Diagramme 43, 44, 45
Verbote 51
Verdichtung 112, 116, 117
– -sbild 22, 24, 25
Verdrängung 116
– -sbild 22, 24
Verfolgungswahn 60
Verhaltensmodalitäten 9
Verhaltenszyklus, elementarer 92
Verlust 100
– des Selbstverständnisses 47, 55
Vermittlung 46, 88
Verschiebung 112
Verwerfung 1, 13, 40, 46, 57, 58
– -smanie 57
– -sstil 54
– -s-Typ 15
Volitronics Prinzip 1, 2, 5, 7, 14, 22, 25, 26, 37, 38, 39, 40, 47, 54, 57, 58, 59, 66, 69, 70, 72, 74, 79, 84, 91, 106, 127
Vorgehen, methodisches 24

Wahn 59
– -ideen 104
– -ideen, schizophrene 106
Wert
– -logik 111
– -symbol 123
Wunsch 116
– -bild 22
– verdrängter 118

Zeit
– -konzeptionen 120
– -prinzip 122
– -prinzip der Permanenz 123
Zwei-Plätze-Werte-System 86